ERGONOMIA

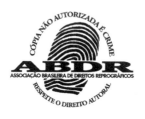

```
C824e   Corrêa, Vanderlei Moraes.
            Ergonomia : fundamentos e aplicações / Vanderlei
        Moraes Corrêa, Rosane Rosner Boletti. – Porto Alegre :
        Bookman, 2015.
            xi, 132 p. : il. ; 27,7 cm.

            ISBN 978-85-8260-314-7

            1. Ergonomia. I. Boletti, Rosane Rosner. II. Título.

                                              CDU 331.101.1
```

Catalogação na publicação: Poliana Sanchez de Araujo – CRB 10/2094

VANDERLEI MORAES CORRÊA
ROSANE ROSNER BOLETTI

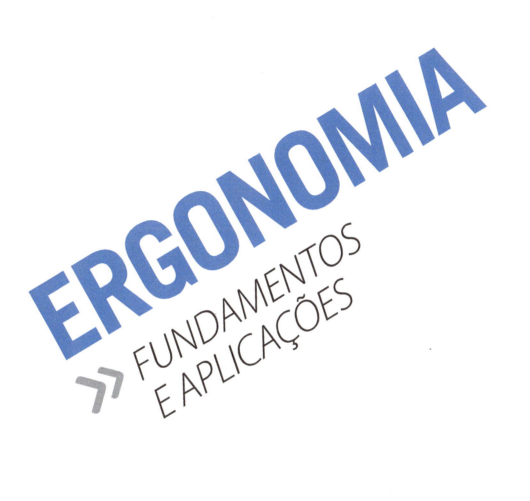

Reimpressão 2017

2015

© Bookman Editora Ltda., 2015

Gerente editorial: *Arysinha Jacques Affonso*

Colaboraram nesta edição:

Editora: *Maria Eduarda Fett Tabajara*

Capa e projeto gráfico: *Paola Manica*

Imagens da capa: *JanakaMaharageDharmasena/iStock/Thinkstock*
Eraxion/iStock/Thinkstock
Janka Dharmasena/iStock/Thinkstock

Preparação de originais: *Pablo Rojas e Susana de Azeredo Gonçalves*

Processamento pedagógico: *Aline Juchem e Mônica Stefani*

Leitura final: *Carolina Utinguassú Flores*

Ilustrações: *Tâmisa Trommer*

Editoração: *Techbooks*

Reservados todos os direitos de publicação, em língua portuguesa, à
BOOKMAN EDITORA LTDA., uma empresa do GRUPO A EDUCAÇÃO S.A.
A série Tekne engloba publicações voltadas à educação profissional e tecnológica.
Av. Jerônimo de Ornelas, 670 – Santana
90040-340 – Porto Alegre – RS
Fone: (51) 3027-7000   Fax: (51) 3027-7070

É proibida a duplicação ou reprodução deste volume, no todo ou em parte, sob quaisquer formas ou por quaisquer meios (eletrônico, mecânico, gravação, fotocópia, distribuição na Web e outros), sem permissão expressa da Editora.

Unidade São Paulo
Av. Embaixador Macedo Soares, 10.735 – Pavilhão 5 – Cond. Espace Center
Vila Anastácio – 05095-035 – São Paulo – SP
Fone: (11) 3665-1100   Fax: (11) 3667-1333

SAC 0800 703-3444 – www.grupoa.com.br

IMPRESSO NO BRASIL
PRINTED IN BRAZIL
Impresso sob demanda na Meta Brasil a pedido de Grupo A Educação.

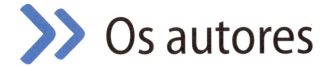

Os autores

Vanderlei Moraes Corrêa

Graduado em Administração de Empresas pelo Centro Universitário Anhanguera de Santo André e em Engenharia de Produção pelo Centro Universitário Claretiano. Pós-graduado em Administração Empresarial e Industrial pelo Centro Universitário Anhanguera de Santo André e Especialista em Engenharia de Produção: Ergonomia, Logística, *Supply Chain* e Gerência de Operações. Mestre em Engenharia de Produção/Gerência de Negócios pela UFSC/Michigan State University (Estados Unidos) e Doutor em Engenharia de Produção pela UFSC, com ênfase em projeto ergonômico de produto e serviço. Realizou trabalhos em diversas empresas nacionais e internacionais como consultor e *coach* em Ergonomia, Logística, *Supply Chain* e Gerência de Operações. Hoje é diretor de projetos e pesquisas no Instituto Brasileiro de Engenharia de Produção (INBEP) e professor dos cursos de MBA em Gerência de Operações, Teoria das Restrições e Logística Empresarial na Estação Business School (EBS) e do curso de MBA em Logística e Planejamento da Produção na Universidade Federal do Paraná (UFPR).

Rosane Rosner Boletti

Graduada em Comunicação Social, com habilitação em Jornalismo pela Universidade Estadual de Ponta Grossa (UEPG). Pós-Graduada em Gestão Empresarial pelo Instituto Brasileiro de Pós-Graduação e Extensão (IBPEX). É empresária e presta consultoria de assuntos relacionados à Ergonomia. É pesquisadora do Instituto Brasileiro de Engenharia de Produção nos segmentos de Logística e Ergonomia.

Agradecimentos

À Antonia Souza da Silva (*in memorian*), minha mãe biológica. À Eliza de Moraes (*in memorian*), minha mãe do coração. A minha esposa , minhas filhas, minhas netas e meu neto, pelo carinho e atenção e por compreender minhas ausências e ansiedades durante a elaboração do livro. E aos profissionais da área da ergonomia, pelo auxílio durante a realização desta obra.

Vanderlei

Ao meu esposo Claudinei Vieira Boletti, pelo apoio e incentivo. Aos meus pais, Adhemar e Jazi, irmãos e familiares, por estarem sempre ao meu lado. Aos ergonomistas, pela luta em busca de melhorias para o bem-estar do ser humano.

Rosane

Prefácio

É sabido que o ergonomista tem um papel importante no planejamento e na reformulação de espaços e equipamentos de trabalho, e os conceitos básicos e métodos de que necessita para sua prática são abordados por inúmeros textos das literaturas brasileira e internacional. No entanto, havia uma lacuna a ser preenchida por um texto que não apenas discutisse os principais conceitos e sua aplicação de forma direta e concisa, mas cuja pedra fundamental fosse a constatação de que a ergonomia é uma *ciência transdisciplinar*.

Cientes de que a ergonomia é uma ciência cujas raízes estão fincadas nas mais diversas áreas do conhecimento, das ciências exatas e aplicadas às ciências humanas, escrevemos este livro para ser um guia completo, conciso e atualizado para todos os estudantes da área – do aluno de cursos técnicos, especialmente ergonomia e segurança no trabalho, aos alunos das disciplinas da área integrantes dos currículos dos mais diversos cursos de graduação e pós-graduação, como engenharias, arquitetura e ciências da saúde. Seu texto de fácil compreensão, no entanto, faz desta obra um recurso valioso também para aqueles que querem aprender por conta própria e aplicar os princípios ergonômicos à sua vida.

O livro é dividido em seis capítulos, organizados conforme a sequência de conteúdos mais utilizada nas ementas das disciplinas de ergonomia. Com um apanhado histórico, o primeiro capítulo introduz o aluno no mundo da ergonomia, discutindo suas definições, classificações e seus objetivos. Ainda, explica ao futuro ergonomista seu papel.

Os três capítulos seguintes explicam em detalhes os três domínios de especialização da disciplina. *Ergonomia física* traz noções de anatomia e fisiologia, de biomecânica ocupacional e cinesiologia, bem como os principais tópicos de antropometria. *Macroergonomia* discute as questões ambientais artificiais do ambiente de trabalho e conceitos essenciais da ergonomia organizacional, como contexto, clima e cultura organizacionais. Por fim, *Ergonomia cognitiva* discute a relação entre a atividade mental e a realização de trabalho, incluindo os principais tópicos da relação humano-máquina.

O penúltimo capítulo do livro trata das doenças relacionadas ao trabalho, apresentando, programas de prevenção, normas que regulamentam as condições de trabalho e a importância da ginástica laboral. Por fim, o último capítulo explica em detalhes a análise ergonômica do trabalho: método de análise, análises da atividade, da demanda e da tarefa, diagnóstico e recomendações, e projeto do posto de trabalho.

Boa leitura!

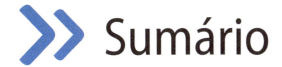

Sumário

capítulo 1 *Introdução à ergonomia* 1

Afinal, o que é ergonomia? 2
Definições e objetivos 2
A ergonomia na história 4
Microergonomia *versus* macroergonomia 7

O papel do ergonomista e a transdisciplinaridade da área 8

Classificações 12
Ergonomias de produto e de produção 13
Ergonomias de concepção e de intervenção 14
Ergonomias de correção, de enquadramento, de remanejamento e de modernização 14

Domínios de especialização da ergonomia 15
Ergonomia física 15
Ergonomia cognitiva 17
Ergonomia organizacional 19
Atividades 20

capítulo 2 *Ergonomia física* 23

Noções de anatomia e fisiologia 24
Sistemas do corpo humano e a realização de trabalho 24
  Sistema esquelético 25
  Sistema muscular 26
  Sistema nervoso 30

Antropometria 35
Definição e objetivos 35
Breve apanhado da história da antropometria 36
  Antiguidade 36
  Idade moderna 36
  Idade contemporânea 37
Antropometria aplicada à ergonomia 38

Biomecânica ocupacional e cinesiologia 42
Atividades 43

capítulo 3 *Macroergonomia   45*

Ergonomia ambiental   46
Iluminação   48
Ruídos   52
Vibração   54
Clima de interiores   54

Ergonomia organizacional   56
Contexto organizacional   56
Clima organizacional   58
Cultura organizacional e valores culturais   58
Satisfação no trabalho   59
Atividades   60

capítulo 4 *Ergonomia cognitiva   63*

A atividade mental e a realização de trabalho   64
Captação da informação   65
Memória   66
Manutenção do estado de alerta   66
    Fadiga   67
    Qualidade e quantidade do trabalho   67
    Estresse ocupacional   67
    Tédio   69

Sistemas humano-máquina   69
Interfaces   70
    Mostradores   72
    Controles   73
Projeto de produto e usabilidade   74
    Ergodesign   77
Atividades   79

capítulo 5 *Doenças relacionadas ao trabalho   81*

Introdução   82

Principais doenças relacionadas ao trabalho   86
LER/DORT   86
    A importância da boa postura   88
Doenças que acometem o sistema respiratório   90
    Antracose   90
    Bissinose   90
    Siderose   90
Perda auditiva induzida por ruído (PAIR)   91
Doenças de pele   93
    Dermatose ocupacional   93
    Câncer de pele   93
Doenças psicossociais   94

Legislação aplicada à ergonomia   96

Prevenção   97
Programas de prevenção em SST   97
Hábitos alimentares   99

Jornada de trabalho   101
    Turnos de trabalho   101
    Ritmo de trabalho   102
    Carga de trabalho   103
Ginástica laboral   103
    Tipos de ginástica laboral   104
Atividade   107

capítulo 6   *Análise ergonômica do trabalho   109*

Organização do trabalho   110

Análise ergonômica do trabalho   110

Método de análise ergonômica do trabalho   113

Análise da atividade, da demanda e da tarefa   115
Análise da atividade   115
Análise da demanda   115
Análise da tarefa   116

Diagnóstico e recomendações   117

Projeto do posto de trabalho   119
Atividades   121

Referências   123

capítulo 1

Introdução à ergonomia

Da junção das palavras gregas "ergon" (trabalho) e "nomos" (leis, preceitos), surgiu a ergonomia, a ciência do trabalho, uma disciplina orientada para uma abordagem sistêmica de todos os aspectos da atividade humana. Sua meta é, essencialmente, analisar a adequação do trabalho ao ser humano, o que envolve principalmente observar o ambiente em que esse trabalho é executado. A acepção da palavra trabalho é ampla e compreende as ações efetuadas com o uso de equipamentos, bem como as diversas conjunturas que transcorrem na relação entre o ser humano e a produção. Neste capítulo, veremos quais são os fundamentos da disciplina que promove e sustenta as possibilidades de melhor adequação de um ambiente/produto ao seu usuário.

Objetivos de aprendizagem

- Definir ergonomia e seus principais objetivos.
- Discutir fatos importantes da história da disciplina.
- Diferenciar microergonomia de macroergonomia.
- Explicar qual é o papel do ergonomista e aplicar os conceitos discutidos.
- Explicar por que a ergonomia é essencialmente transdisciplinar e adotar uma abordagem transdiciplinar na prática ergonômica.
- Reconhecer as classificações da disciplina, explicando as particularidades de cada uma.
- Identificar os ramos de atuação da ergonomia.

» Afinal, o que é ergonomia?

» Definições e objetivos

De acordo com as condições em que as tarefas são desempenhadas e com o tempo durante o qual o homem permanece na mesma posição, realizando determinadas atividades, podem surgir problemas como desconforto e fadiga. Esforços repetitivos e postura inadequada causam lesões e, para evitá-las, é necessário analisar a adequação do trabalho ao ser humano. Essa análise é o cerne da criação da ergonomia, disciplina que essencialmente integrava as ciências biológicas (antropologia, psicologia, fisiologia, medicina, etc.) e a engenharia. Atualmente, a ergonomia é mais abrangente, contando com inúmeras áreas do conhecimento e sendo aplicada não somente no ambiente de trabalho, mas em qualquer produto que o homem possa utilizar.

Os principais **objetivos da ergonomia** são a satisfação e o conforto dos indivíduos e a garantia de que a prática laboral e o uso do equipamento/produto não causem problemas à saúde do usuário. Para isso, não se restringe a analisar a interação entre o operador e o produto/equipamento, a atividade e o ambiente laborais, mas também engloba o contexto organizacional, psicossocial e político de um sistema.

A ergonomia se preocupa em garantir que o projeto (do produto, equipamento, sistemas, etc.) complemente as forças e habilidades do homem, minimizando os efeitos de suas limitações, em vez de forçá-lo a se adaptar. Portanto, surge como contraponto ao método Taylorista, que propõe a definição do método de trabalho mais eficiente, ao qual o homem deve se adaptar.

> » **DEFINIÇÃO**
> Cunhado em 1857 pelo naturalista polonês Wojciech Jastrzebowski, o conceito tradicional do termo **ergonomia** se refere à análise a adequação do trabalho ao ser humano, esteja ele interagindo com produtos, sistemas ou processos (veja outras definições no Quadro 1.1).

» PARA SABER MAIS

Taylorismo é uma concepção de produção baseada em um método científico de organização do trabalho desenvolvido pelo engenheiro americano Frederick Winslow Taylor (1856-1915). Para saber mais, acesse o ambiente virtual de aprendizagem Tekne: **www.bookman.com.br/tekne**.

Segundo Iida (2005), para que a ergonomia atinja seu objetivo, o ergonomista deve entender e projetar considerando:

- » o **homem** e as diversidades inerentes a ele, abarcando atributos como idade, tamanho, força, habilidade cognitiva, experiência, cultura e objetivos;
- » a **máquina**, ou seja, todas as ferramentas, o mobiliário, os equipamentos e as instalações;
- » o **ambiente**, que contempla temperatura, ruídos, vibrações, luzes, cores, etc.;
- » a **informação**, que se refere ao sistema de transmissão das informações;
- » a **organização**, que constitui todos os elementos do sistema produtivo como horários, turnos e equipes;
- » as **consequências do trabalho**, que abarca todas as questões relacionadas com erros e acidentes, além de fadiga e estresse.

Quadro 1.1 » **Definições das principais associações de ergonomia**

Fonte	Definição
Ergonomics Research Society (Sociedade de Pesquisa em Ergonomia) – hoje Institute of Ergonomics and Human Factors (BROWNE et al., 1950)	"Ergonomia é o estudo do relacionamento entre o homem e seu ambiente de trabalho, equipamento e ambiente, principalmente a aplicação dos conhecimentos de anatomia, fisiologia e psicologia na solução dos problemas surgidos desse relacionamento."
International Ergonomics Association (20--?) (Associação Internacional de Ergonomia)	"A ergonomia (ou fatores humanos) é a disciplina científica que se ocupa em compreender a interação entre os seres humanos e outros elementos de um sistema, bem como a profissão que aplica teoria, princípios, dados e métodos a projetos a fim de otimizar o bem-estar humano e o desempenho global do sistema."
Associação Brasileira de Ergonomia (2004)	"Se pudermos caracterizar a ergonomia como uma disciplina que busca articular conhecimentos sobre a pessoa, sobre a tecnologia e a organização para sustentar sua prática de mudança dos determinantes e condicionantes da atividade profissional e do uso e manuseio de produtos ou sistemas, então o objetivo da disciplina e da prática em ergonomia é facilmente compreensível: trata-se de realizar uma transformação positiva na configuração da situação de trabalho e no projeto dos produtos."

» CURIOSIDADE

Conforme a disciplina evoluiu, algumas variações na terminologia surgiram em diferentes países. Embora o termo ergonomia seja muito utilizado na Austrália, no Brasil, na Europa e na Nova Zelândia, no Japão usa-se o termo *ergologia*. Nos Estados Unidos, foi adotado o termo fatores humanos (human factors). Embora os termos ergonomia e fatores humanos sejam considerados sinônimos pelos profissionais, o uso popular parece ter adotado significados diferentes. Fatores humanos tem sido empregado para denotar as áreas cognitivas da disciplina (percepção, memória, etc.), enquanto ergonomia parece se referir aos aspectos físicos (leiaute do ambiente de trabalho, iluminação, temperatura, ruídos, etc.).

>> A ergonomia na história

Embora a origem oficial da ergonomia date de 1949, quando o engenheiro inglês Kenneth Frank Hywel Murrell oficializou a primeira sociedade de ergonomia do mundo, a Ergonomic Research Society, os preceitos que atualmente regem a ergonomia começaram nos primórdios da história da humanidade.

Supõe-se que na pré-história, portanto, o homem tenha adaptado a pedra às suas necessidades, respeitando a anatomia da mão para tornar seu manuseio mais seguro e eficaz. Essa suposição se baseia no formato dos utensílios daquela época, como as ferramentas utilizadas para caça e defesa pessoal (Figura 1.1). De acordo com os elementos que deveriam ser trabalhados e com as características dos trabalhadores, era estabelecido um padrão (formato e dimensões) para as ferramentas, que também eram feitas utilizando madeira e ferro.

>> **ASSISTA AO VÍDEO**
Acesse o ambiente virtual de aprendizagem Tekne para assistir a uma aula que conta os primeiros causos relacionados aos princípios ergonômicos e apresenta um panorama da história da ergonomia.

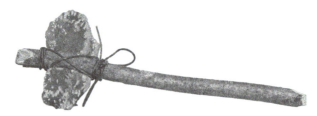

Figura 1.1 Martelo pré-histórico, feito de pedra e madeira.
Fonte: Comstock/Stockbyte/Thinkstock.

A **época renascentista** (entre o século XIV e início do século XVII) marcou o início dos estudos na área, com destaque para Leonardo da Vinci (1452-1519), autor da figura do homem vitruviano (Figura 1.2), Bernardino Ramazzini (1633-1714), que fez a primeira sistematização de doenças do trabalho, em sua obra *De morbis Artificum Diatriba*, marco histórico no estudo de doenças ocupacionais, e Wojciech Jastrzebowski (1799-1882), naturalista polonês e autor do trabalho *A Ciência do trabalho*, onde apareceu pela primeira vez na história o termo ergonomia.

A principal relevância do trabalho de Leonardo para a ergonomia foi a combinação, em um mesmo desenho, do homem inserido em um círculo e em um quadrado, considerando o movimento natural de seus membros fixos ao tronco, isto é, a relação entre o movimento do corpo humano e o espaço circundante. Hoje, o conhecimento das formas e medidas do corpo humano aplicado em projetos é denominado antropometria (veja mais a respeito na seção "Antropometria").

Com a **Revolução Industrial** (iniciada na Inglaterra em meados do século XVIII), que gerou uma série de avanços tecnológicos, o trabalho ganhou novas abordagens, causando impacto no processo de produção. Consequentemente, a concepção de ergonomia foi tomando novas proporções, abrangendo o regime de trabalho, sua jornada de praticamente 16 horas diárias e as condições em que era desenvolvido (ou seja, aspectos de higiene, preocupações com o ruído e segurança).

Já no final do século XVIII, com o Taylorismo, os pesquisadores norte-americanos iniciaram estudos relacionados ao homem no trabalho. No mesmo período, na Europa, eram realizadas pesquisas sobre a fisiologia do trabalho. Com a **Primeira Guerra Mundial** (entre 1914 e 1917), foram aplicados, na Inglaterra, estudos de fisiologistas e psicólogos no aprimoramento da indústria bélica.

A ergonomia emergiu como uma disciplina científica nos anos 1940, como consequência da crescente complexidade dos equipamentos técnicos. Começou-se a perceber que as vantagens decorrentes do uso dos novos equipamentos não estavam se concretizando, visto que as pessoas não conseguiam entendê-los e utilizá-los.

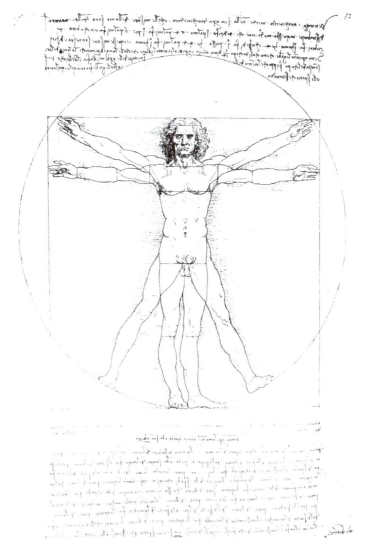

Figura 1.2 O homem vitruviano de Da Vinci.
Fonte: Janka Dharmasena/iStock/Thinkstock.

>> **NO SITE**
Acesse o ambiente virtual de aprendizagem Tekne para saber mais sobre os avanços tecnológicos decorrentes da Segunda Guerra Mundial.

Inicialmente, esses problemas eram mais evidentes no setor militar, em que se exigia muito dos operadores, tanto física quanto cognitivamente. Conforme os avanços tecnológicos da **Segunda Guerra Mundial** eram aplicados ao cotidiano civil, percebeu-se a dificuldade que as pessoas tinham de lidar com os equipamentos, resultando numa performance pobre e aumentando a chance de erro humano. Isso levou acadêmicos e psicólogos militares a realizarem pesquisas na área e, posteriormente, investigações sobre a interação entre pessoas, equipamentos e ambiente. Embora o foco inicial tenha sido ambientes de trabalho, a importância da ergonomia foi gradualmente se tornando reconhecida em outras áreas, como no projeto de produtos para consumidores (carros e computadores, p.ex.).

Em 1949, em um encontro de psicólogos e fisiologistas renomados, o termo ergonomia foi cunhado. Mais tarde naquele ano, o mesmo grupo de cientistas formou a **Ergonomics Research Society** (ERS), que se tornou a primeira sociedade mundial de ergonomia.

De acordo com Hendrick (1993), a evolução da ergonomia a partir da Segunda Guerra Mundial pode ser organizada em quatro fases, segundo a tecnologia enfocada. Veja mais detalhes no Quadro 1.2.

>> CURIOSIDADE

Tendo sido fundada por acadêmicos em 1949, na Inglaterra, a Ergonomics Research Society (Sociedade de Pesquisa em Ergonomia) foi a primeira associação mundial de ergonomia. Em 1977, a ERS passou a chamar-se Ergonomics Society (ES), em reconhecimento ao crescente foco na aplicação profissional e prática da ergonomia. Por fim, em 2009, passou a chamar-se Institute of Ergonomics and Human Factors, para refletir o uso popular dos termos ergonomia e fatores humanos. Para ter acesso ao site oficial do instituto, acesse o ambiente virtual de aprendizagem Tekne.

Ergonomics Research Society

SIR,—In July, 1949, a group of people decided to form a new society for which the name "The Ergonomics Research Society" has now been adopted. Ergonomics by definition is to mean "the study of the relation between man and his working environment," particularly the application of anatomical, physiological, and psychological knowledge to the problems arising therefrom. This covers the field which has variously been described as "fitting the machine to the man," human engineering, that part of industrial psychology not concerned with vocational guidance, etc.

The society is intended to bring together workers in the fields of applied psychology, physiology and anatomy, and movement study. Two scientific meetings have already been held, at the second of which the rules for the society were adopted. They lay down that ordinary members shall be research workers in the above fields and that others interested may become associate members. Meetings will be held three or four times a year at which papers will be read, demonstrations given, and business transacted. It is hoped to publish papers presented to the society.

Anyone interested in the activities of the society is invited to write to the secretaries for further information.—We are, etc.,

R. C. BROWNE, H. D. DARCUS,
C. G. ROBERTS, R. CONRAD,
O. G. EDHOLM, W. E. HICK,
W. F. FLOYD, G. M. MORANT.
Members of Council.

H. MOUND,
Treasurer.

K. F. H. MURRELL,
T. P. RANDLE,
Secretaries.

The Ergonomics Research Society,
Sussex House, 34, Palace Road,
East Molesey, Surrey.

Figura 1.3 Informe sobre a criação da Ergonomics Research Society publicado no British Medical Journal de abril de 1950.
Fonte: BROWNE et al. (1950).

Quadro 1.2 » **Fases da ergonomia segundo Hendrick (1993)**

1ª fase: Ergonomia de *Hardware* ou Tradicional	Teve início durante a 2ª Guerra Mundial e concentrava-se no estudo das características físicas do ser humano (capacidades e limites), primeiramente na área militar e, em seguida, na área civil, com ênfase nas questões fisiológicas e biomecânicas do ambiente de trabalho e na interação dos sistemas homem-máquina.
2ª fase: Ergonomia do Meio Ambiente	Trata das questões ambientais naturais e artificiais (ruído, vibrações, temperatura, iluminação, aerodispersoides) que interferem no trabalho. Fortaleceu-se em função do interesse em compreender melhor a relação do ser humano com o meio ambiente, atualmente muito em voga em função do conceito de sustentabilidade.
3ª fase: Ergonomia de *Software* ou Cognitiva	Trata do processamento de informações, que eclodiu com o advento da informática a partir da década de 1980. Essa modalidade é focada na interface da interação entre o homem e a máquina, que deixa de ser como na fase tradicional (antropométrica, biomecânica e fisiológica): o operador não manuseia mais o produto, mas comanda uma máquina que opera sobre o produto. A tecnologia da informação passa a ser uma extensão do cérebro e as interfaces para a operação devem levar em conta fatores cognitivos para facilitar o comando.
4ª fase: Macroergonomia	Visão mais ampla da ergonomia, que não mais se restringe ao operador e sua interação com a máquina, atividade e ambiente, mas também engloba o contexto organizacional, psicossocial e político de um sistema. Diferencia-se das anteriores por priorizar o processo participativo envolvendo administração de recursos, trabalho em equipe, jornada e projeto de trabalho, cooperação e rompimento de paradigmas, o que garante intervenções ergonômicas com melhores resultados, reduzindo o índice de erros e gerando maior aceitação e colaboração por parte dos envolvidos.

No Brasil, as pesquisas na área são relativamente recentes. Embora haja registros de pesquisas realizadas no século XIX, foi apenas a partir da década de 1970 que pesquisadores de várias universidades brasileiras começaram a introduzir a ergonomia no escopo de várias áreas do conhecimento, sendo que o primeiro trabalho acadêmico data de 1973 – *Ergonomia: notas de classe*, escrito por Itiro Iida e Henry A. J. Wierzbicki.

Em 1983, surge a **Associação Brasileira de Ergonomia** (ABERGO), uma entidade sem fins lucrativos cujo objetivo é o estudo, a prática e a divulgação das interações das pessoas com a tecnologia, a organização e o ambiente, considerando as suas necessidades, habilidades e limitações. Hoje, nosso país conta com inúmeros profissionais diretamente relacionados à saúde dos trabalhadores, à organização do trabalho e aos projetos de equipamentos e produtos.

> **NO SITE**
> Visite o ambiente virtual de aprendizagem Tekne para ter acesso ao site da Associação Brasileira de Ergonomia (ABERGO).

» Microergonomia *versus* macroergonomia

Como mostrado no Quadro 1.2, durante os anos 1980, o foco do projeto industrial era a otimização das interações entre o homem e seus ambientes imediatos de atividade. Por seu escopo restrito, a ação ergonômica era chamada de **microergonomia**.

> **IMPORTANTE**
> As características da microergonomia remetem à atuação humana em unidades moleculares referentes aos postos de trabalho, por meio da análise dos princípios do homem ou usuário e sua máquina ou seu ambiente (MEDEIROS, 2005; MEISTER, 1999).

> **NO SITE**
> Acesse o ambiente virtual de aprendizagem Tekne para ler o estudo de caso *Oportunidades e desafios de trabalhar com diferentes disciplinas*, em que são aplicadas as abordagens ergonômicas macro e micro.

Em uma conjuntura micro, a ergonomia se preocupa com os meios peculiares a cada circunstância de trabalho, ou seja, o posto de trabalho em si, uma situação específica, como os níveis de ruído de determinado equipamento, de iluminação de um laboratório ou de ventilação de um setor.

Segundo Diniz e Guimaraes (2001), as avaliações ergonômicas que acontecem em uma abordagem microergonômica, com ênfase na adaptação física do posto de trabalho, focam os problemas relacionados ao ambiente e à manipulação direcionados às posturas adotadas pelo trabalhador, o que com certeza deve fazer parte da ação ergonômica. No entanto, ao ressaltar unicamente aspectos isolados, como a adaptação de teclados e monitores, por exemplo, e desconsiderar os fatos relacionados às causas-raiz do problema, a abordagem puramente microergonômica é falha, indo de encontro à essência interdisciplinar da ação ergonômica.

Para Hendrick (2006), com o objetivo de promover um melhor desempenho organizacional, as intervenções da microergonomia devem estar em conformidade com as da **macroergonomia**, também conhecida como ergonomia organizacional (veja a última seção do capítulo).

Em uma conjuntura macro, a ergonomia está relacionada aos sistemas de produção como um todo, à integração entre o ser humano e a máquina, atuando de forma conjunta e apontando para um objetivo comum. A ligação ocorre por meio de um sistema de comunicação.

Segundo Hendrick (1990), a análise macroergonômica remete à concepção organizacional direcionada à gestão de inovações tecnológicas, abrangendo os enfoques social e empresarial, e prima pelo ajuste do sistema de trabalho e pela percepção de novos sistemas. Com o intuito de obter maior índice de êxito em suas implantações, o processo de participação dos trabalhadores acontece durante todo o estudo ergonômico, ou seja, nas etapas de percepção e implantação dos projetos.

» O papel do ergonomista e a transdisciplinaridade da área

Os ergonomistas contribuem para o planejamento, o projeto e a avaliação de tarefas, os postos de trabalho, os produtos, os ambientes e sistemas para torná-los compatíveis com as necessidades, as habilidades e as limitações das pessoas.

Suas atividades podem variar segundo a área de atuação, como saúde e segurança, transporte, ambiente de trabalho, projeto de produtos, etc. No entanto, as atividades são sempre focadas em garantir que um sistema ou produto esteja de acordo com as necessidades dos usuários e geralmente incluem, dentre outras:

- » Investigar as habilidades físicas e psicológicas e as limitações do corpo humano.
- » Analisar como as pessoas utilizam os equipamentos e as máquinas.
- » Avaliar os riscos do ambiente de trabalho.
- » Avaliar os ambientes de trabalho e seus efeitos nos usuários.
- » Utilizar o resultado dessa avaliação para sugerir melhorias.
- » Projetar soluções práticas para implementar essas melhorias.

- » Produzir um manual do usuário para garantir que novos sistemas e produtos sejam utilizados da forma correta.
- » Produzir relatórios de achados e recomendações e compilar dados estatísticos.
- » Aplicar conhecimento específico da fisiologia humana para otimizar o projeto de produtos, como carros, mobiliário organizacional e espaços de lazer e descanso.
- » Entrevistar indivíduos e observá-los em um tipo específico de ambiente (de trabalho, de lazer e descanso, etc.) como parte do processo de pesquisa.
- » Conversar com todos os funcionários da organização para realizar a pesquisa.
- » Visitar uma ampla variedade de ambientes, como escritórios, fábricas, hospitais e plataforma de petróleo, a fim de estimar padrões de saúde e segurança ou para investigar acidentes no ambiente de trabalho.
- » Avisar, informar e treinar colegas e clientes.
- » Pesquisar sobre indústrias específicas e seus sistemas de produção.

>> **DICA**
Hoje, o profissional de ergonomia vem sendo cada vez mais solicitado nas empresas, inclusive por motivos legais, pois algumas defesas judiciais e avaliações são mais bem elaboradas e mais aceitas quando feitas por um ergonomista.

Para realizar todas essas atividades, os ergonomistas devem ter um conhecimento avançado em diversos campos do conhecimento, como antropometria e biomecânica, anatomia e fisiologia humanas, psicologia, engenharia e qualquer outro campo que seja necessário à sua prática. Portanto, a ergonomia se trata de uma **disciplina transdisciplinar**.

Mas por que não dizer que a ergonomia deve ser *multi*disciplinar ou *inter*disciplinar? Para resolver essa questão, vamos às definições dos termos.

Multidisciplinaridade. Almeida Filho (2005) define multidisciplinaridade como um conjunto de disciplinas que trata, simultaneamente, de uma dada questão, sem que os profissionais implicados estabeleçam efetivas trocas entre si. Portanto, cada especialista emprega sua metodologia, com base em suas hipóteses e teorias, e o objeto em questão é visto sob múltiplos pontos de vista, numa justaposição de conhecimentos.

Interdisciplinaridade. O prefixo inter, por si só, marca a presença de uma ação recíproca de um elemento sobre o outro e vice-versa. Em uma equipe interdisciplinar, há possibilidade de troca de instrumentos, técnicas, metodologia e esquemas conceituais entre as disciplinas. Dessa forma, trata-se de um diálogo que leva ao enriquecimento e transformação das disciplinas envolvidas. Segundo Almeida Filho (2005), interdisciplinaridade implica na interação de diferentes disciplinas científicas sob a coordenação de uma delas.

Transdisciplinaridade. A abordagem transdisciplinar busca resolver um problema do mundo real com base na experiência acadêmica e não acadêmica, articulando os conhecimentos a fim de propor soluções para o problema. Ou seja, transcende o âmbito de cada disciplina e surge por meio de uma articulação que possibilita o surgimento de uma nova visão da natureza e da realidade.

>> **PARA REFLETIR**

A ergonomia é uma única disciplina ou essencialmente transdisciplinar? A transdisciplinaridade pode oferecer uma nova oportunidade de entendermos por que a prática profissional em ergonomia em um nível macro é tão bem-sucedida e por que os ergonomistas têm tanta dificuldade em definir a disciplina.

> **NO SITE**
> Acesse o ambiente virtual de aprendizagem Tekne para ler o estudo de caso *Oportunidades e desafios de trabalhar com diferentes disciplinas*, em que são aplicadas as abordagens ergonômicas macro e micro.

Como podemos ver, tratam-se de métodos diferentes. Na multidisciplinaridade, várias disciplinas cooperam com um projeto, mas cada qual trabalhando um aspecto do objeto com o seu método. Na interdisciplinaridade, há situações em que uma disciplina nova adota métodos de uma mais antiga. Na transdisciplinaridade, a tentativa é instaurar uma metodologia unificada.

No tocante à ergonomia, os profissionais da área devem deixar de contribuir da maneira multidisciplinar clássica, cada um com sua contribuição segmentada, passando a interagir proativamente diante do problema a tratar. Segundo a Associação Brasileira de Ergonomia (2004, p.11):

> [...] os problemas da realidade laboral não são exclusivos de quaisquer das disciplinas de suporte e muito menos admitem reduções a estes olhares segmentados. O próprio objeto da ergonomia, a atividade de trabalho, não é apenas fisiológico, biomecânico cognitivo ou organizacional, mas sintetiza todos esses aspectos face ao problema que é realizá-la com eficiência, conforto e segurança. O que significa dizer que as soluções propostas devem ser examinadas por todos esses ângulos.

Dessa forma, os profissionais da área devem priorizar o entendimento de todo o campo de ação da disciplina, tanto em seus aspectos físicos e cognitivos quanto sociais, organizacionais, ambientais, etc. Veja no quadro a seguir algumas disciplinas que constituem a ciência ergonômica e suas contribuições.

» EXEMPLO

Para compreender melhor o conceito de transdisciplinaridade, utilizemos como exemplo um procedimento cirúrgico: do cirurgião ao anestesista, do assistente ao instrumentador, em um dado momento, ninguém é mais importante do que o outro, pois a falha de um pode significar o fracasso de toda a equipe. Então, não há um cirurgião auxiliado por uma equipe, mas antes um ato cirúrgico realizado por uma equipe (OLIVEIRA; VIDAL; BENCHEKROUN, 2000).

Quadro 1.3 » Algumas disciplinas que constituem a ciência ergonômica e suas contribuições

Disciplina	Contribuição para a ergonomia
Antropometria e biomecânica	Informações sobre as dimensões e os movimentos do corpo humano.
Anatomia e fisiologia aplicada	Dados sobre a estrutura e o funcionamento do corpo humano.
Psicologia	Dados sobre os parâmetros do comportamento humano.
Higiene industrial, física, estatística, etc.	Conhecimento e estudo completo do sistema homem-máquina-ambiente de trabalho, visando a uma melhor adequação do trabalho ao homem.
Medicina do trabalho	Prima pela qualidade de vida do trabalhador. De forma ampla, sua aplicação está direcionada à busca de soluções apropriadas aos usuários, sejam eles operadores de equipamentos ou profissionais que permanecem por longos períodos diários na mesma posição ou exercendo as mesmas atividades laborais.

> **» DICA**
>
> Segundo Rasmussen (2000), a abordagem ergonômica transdisciplinar se justifica pelo avanço da tecnologia, uma vez que a sociedade vem se tornando cada vez mais dinâmica e integrada com o uso extensivo da tecnologia da informação. Um efeito evidente dessa transformação foi a diversificação do trabalho. Quando as rotinas elementares são automatizadas, o domínio do trabalho individual se amplia e as tarefas se deslocam para um nível cognitivo superior. A resolução de problemas, a improvisação e criatividade passam a ser ingredientes fundamentais do trabalho. Assim, hoje o ergonomista deve projetar sistemas que permitam aos usuários formular com liberdade sua abordagem para uma situação particular e selecionar o processo mental de acordo com as suas preferências individuais. O objetivo do projeto, portanto, não deve ser estabelecer procedimentos normativos para o trabalho, mas criar um conjunto de recursos com o qual o operador possa trabalhar em liberdade, sem perder o apoio do sistema.

Em geral, a **intervenção do ergonomista** ocorre mediante a elaboração de um diagnóstico ergonômico do sistema de trabalho, que levanta problemas retrospectivos e prospectivos (veja o quadro a seguir).

Quadro 1.4 » Alguns dos problemas retrospectivos e prospectivos levantados pelo ergonomista segundo Vidal (20--?)

Problemas retrospectivos	Patologias relacionadas ao trabalho
	Inadequação dos ambientes ou postos de trabalho
	Técnicas de produção, formação ou inspeção deficitárias
	Dificuldade no uso ou manuseio de produtos, equipamento ou *software*
	Funcionamento inadequado de produtos, equipamento ou *software*
Problemas prospectivos	Concepção de novos produtos, sistemas de produção ou de novas instalações
	Inovação nos equipamentos: mobiliário, maquinário, equipamentos e acessórios
	Implantação de novas tecnologias e/ou novos sistemas organizacionais

> **» DICA**
> Segundo Naressi, Orenha e Naressi (2013), ao realizar suas atividades, a maioria dos profissionais se preocupa com *o que* está sendo feito e não com *a maneira como* está sendo feito. Assim, um dos deveres do ergonomista é promover a conscientização do usuário, ou seja, fazê-lo desenvolver habilidades de autocorreção. A mudança comportamental é uma grande aliada da ergonomia.

Após a constatação da realidade, o ergonomista sugere alternativas, como reparos, elaboração de produtos que atendam às necessidades do público-alvo ou da população analisada, adequação de instalações, implantação de novos sistemas de produção, emprego de equipamentos e/ou mecanismos que atuem a contento. Assim, surgem novas concepções e metodologias mais funcionais de trabalho, projetos de produtos, *software* e demais instrumentos de trabalho.

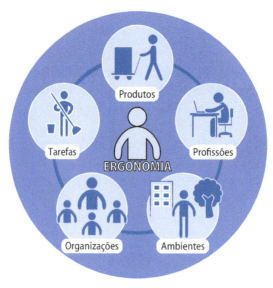

Figura 1.4 Ergonomistas se asseguram de que tarefas, profissões, produtos, ambientes e sistemas sejam compatíveis com as necessidades, habilidades e limitações das pessoas.
Fonte: do autor.

>> PARA REFLETIR

Uma pesquisa na literatura da área revelará que muitos autores consideram a ergonomia uma ciência, já que geradora de conhecimento, enquanto outros a consideram uma tecnologia, por seu caráter prático, transformador. De qualquer forma, é necessário compreender que o profissional de ergonomia é, ao mesmo tempo, um cientista no estudo da realidade laboral e um especialista em sua transformação positiva. É, ainda, um conselheiro imprescindível para o projeto de produtos e de sistemas que serão usados e manuseados pelo homem. Por essa perspectiva, ergonomia, antes de mais nada, é uma atitude profissional transdisciplinar que se agrega à prática de uma profissão definida.

>> Classificações

Como podemos ver, o escopo da disciplina é amplo e, segundo Vidal (20--?), há diferentes maneiras de se lidar com os problemas ergonômicos. Essas maneiras são classificadas:

» segundo a **abordagem**: ergonomia de produto e ergonomia de produção;

» segundo a **perspectiva**: ergonomia de concepção e ergonomia de intervenção;

» segundo a **finalidade**: ergonomia de correção, ergonomia de enquadramento, ergonomia de remanejamento, ergonomia de modernização.

» Ergonomias de produto e de produção

De forma simplificadora, a ergonomia de produto se refere às recomendações ergonômicas para o projeto de um produto, enquanto a de produção se refere às recomendações ergonômicas para o projeto de sistemas de trabalho.

Segundo Vidal (20--?), a ação ergonômica deve incorporar ambos os conceitos, pois o uso de um produto/equipamento ocorre num espaço/ambiente/contexto.

» EXEMPLO

Como ilustração, utilizemos o cenário comum de um escritório qualquer (Figura 1.5).

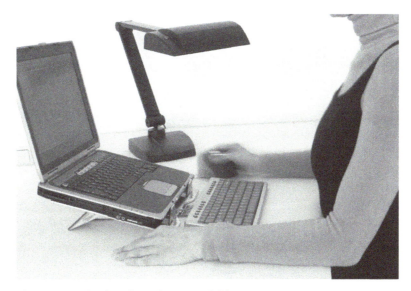

Figura 1.5 Cenário típico de um escritório.
Fonte: GAPS/iStock/Thinkstock.

O conceito de mobiliário ergonômico é disseminado, mas o projeto do mobiliário correto deve ser feito em uníssono com a análise do ambiente de trabalho. No cenário ilustrado acima, por exemplo, dependendo da luz do ambiente, talvez a luminária não fosse necessária, ou deveria estar posicionada em outro lugar. Já o teclado torna a digitação mais confortável, visto que o uso do teclado acoplado ao laptop provavelmente seria muito desconfortável, prejudicando a postura do usuário.

» NO SITE

Acesse o ambiente virtual de aprendizagem Tekne para ter acesso ao texto *Ergonomia de concepção na prevenção de inadequações no ambiente de trabalho construído*, de Marcello Silva e Santos, e aprender mais sobre a ergonomia de concepção.

» Ergonomias de concepção e de intervenção

Essas classificações se relacionam ao momento em que é feita a ação ergonômica: antes e durante o projeto de produtos (concepção), ou para corrigir problema decorrente de produtos/ambientes existentes.

Segundo Vidal (20--?), a intervenção de produção é uma resposta a uma solicitação de um cliente e não necessariamente implica mudanças físicas: muitas vezes, é preciso promover mudanças na atitude do usuário. Nesse caso, o ergonomista deverá utilizar sua experiência para analisar o contexto de produção e propor soluções possíveis de implementar.

Já a ergonomia de concepção possibilita projetar o ambiente de trabalho/produto com vistas à prevenção de problemas. Sua desvantagem é que, por mais bem-feitas que possam ser as simulações, dificilmente podem-se prever perfeitamente todas as influências e variáveis, que incluem, por exemplo, os aspectos psicológicos dos usuários. Dessa forma, o ideal é que se projete o ambiente/produto (concepção) e se façam as adaptações necessárias conforme demanda do usuário (intervenção).

» PARA SABER MAIS

Você já ouviu falar da ergonomia de conscientização? Ela está diretamente relacionada à ergonomia de intervenção. Como vimos, esta nem sempre está relacionada a mudanças físicas: a ação ergonômica pode detectar que o problema é a atitude do usuário. Nesse caso, deve-se buscar a conscientização do usuário, o que é conhecido como **ergonomia de conscientização** e consiste em incentivar os indivíduos a utilizar o ambiente de trabalho da maneira mais saudável possível do ponto de vista ergonômico. Essa prática é importante não apenas para a empresa, cujos funcionários se sentirão mais bem dispostos para a execução de suas tarefas, como também para os próprios funcionários, que sentirão menos cansaço durante e depois da realização de suas tarefas.

» Ergonomias de correção, de enquadramento, de remanejamento e de modernização

Segundo Vidal (20--?), agindo no produto ou na produção, na concepção ou na intervenção, a ergonomia pode ter basicamente quatro finalidades:

Correção: promoção de mudança no ambiente/produto conforme demanda do usuário, feita a partir de uma análise do problema, que geralmente decorre de algum erro de projeto ou execução. Pode ser feita no nível físico, como no mobiliário, por exemplo, em rotinas e procedimentos, ou na organização e estrutura da empresa.

Enquadramento: adoção de padrões para que o ambiente/produto esteja em conformidade com alguma lei ou com o regimento interno da empresa, ou mesmo seguindo algum programa de reestruturação da organização.

Remanejamento: é similar ao enquadramento, mas se trata do aproveitamento de mudanças para corrigir defeitos antigos.

Modernização: quando o remanejamento ocorre num contexto de mudança na base técnica do processo de produção. Tratam-se de mudanças muitas vezes disruptivas, como, por exemplo, a troca de um *software* que permite gerenciar todo um processo de produção por outro. A ergonomia de modernização, portanto, preocupa-se com a adaptação do usuário à nova tecnologia.

>> PARA REFLETIR

Você já ouviu falar de tecnoestresse? O **tecnoestresse** é o estresse provocado por qualquer tipo de estímulo tecnológico, ou seja, quando um indivíduo reage de forma estressada a tecnologias disruptivas, que muitas vezes exigem que ele se adapte de forma imediata. O termo também é utilizado para indicar o uso excessivo (e, portanto, prejudicial) de tecnologias. Os aparelhos tecnoestressores mais comuns no cotidiano das pessoas são celulares, micro-ondas, controle remoto, computador, etc.

Discuta com seu colega como a ergonomia de modernização pode ser útil na adaptação do usuário a essas tecnologias.

>> Domínios de especialização da ergonomia

De acordo com a International Ergonomics Association (2013), atualmente a ergonomia conta com três grandes ramos de atuação: a ergonomia física, a ergonomia cognitiva e a ergonomia organizacional, com aplicações que visam proporcionar ao homem melhores condições de trabalho, assegurando sua saúde, satisfação, segurança e eficiência no desempenho das atividades.

>> Ergonomia física

A ergonomia física se ocupa da análise das características da anatomia, antropometria, fisiologia e biomecânica humanas em sua relação com a atividade física. Os tópicos relevantes incluem o estudo da postura no ambiente de trabalho, do manuseio de ferramentas, de movimentos repetitivos, de distúrbios musculoesqueléticos relacionados ao trabalho, do projeto de postos de trabalho e segurança e saúde de usuários.

De acordo com Vidal (20--?), o sistema esquelético confere ao corpo suas dimensões antropométricas (estatura, comprimento dos membros, capacidade de movimento, alcances mínimos e máximos). Obviamente, é de suma importância que o posto de trabalho esteja de acordo com as dimensões antropométricas, daí a essencialidade da **antropometria** para a ergonomia (saiba mais sobre antropometria no próximo capítulo). Segundo o autor, a inadequação antropométrica causa o desequilíbrio postural e, consequentemente, lesões por esforços repetitivos (LER) e distúrbios osteomusculares relacionados ao trabalho (DORT).

Para realizar suas atividades de trabalho, o indivíduo realiza trabalho muscular – estático, como segurar um peso com o braço esticado; e dinâmico, como girar uma roda. Um processo biológico fundamental para a realização de trabalho muscular é a ingestão de nutrientes na forma de comida e bebida para converter a energia química em energia mecânica e calor. Dessa forma, além de estarem adequadas às capacidades e limitações esqueléticas e musculares do homem, as atividades de trabalho devem respeitar o metabolismo humano, pois requerem liberação de calor e energia mecânica, e nisso consiste a importância da **fisiologia humana** para a ergonomia.

> **>> DEFINIÇÃO**
> O **metabolismo** é o estudo dos aspectos energéticos do corpo humano. A energia do corpo humano provém da alimentação e destina-se a manter o corpo em funcionamento. O excedente pode ser utilizado para trabalho externo ou acumulado como gordura.

15

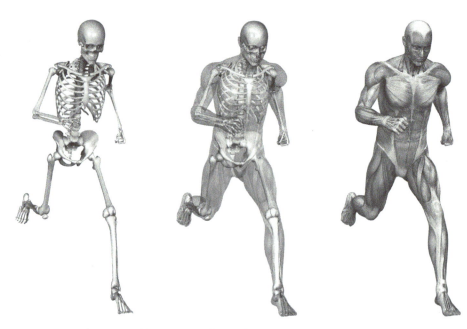

Figura 1.6 Os sistemas esquelético e muscular conferem ao corpo suas dimensões antropométricas.
Fonte: LindaMarieB/iStock/Thinkstock.

Vidal (20--?) ainda afirma que esse organismo musculoesquelético e dotado de um sistema de transformação de energia interage com o ambiente onde se encontra, reagindo a temperaturas, iluminação ou ruídos não ideais. Nisso consiste a importância da **ergonomia ambiental**, também chamada de ergonomia do ambiente construído, que trata das questões ambientais naturais e artificiais (ruído, vibrações, temperatura, iluminação, etc.) que interferem no trabalho.

Com o intuito de viabilizar uma postura corporal que acarrete o menor desgaste musculoesquelético possível, estuda-se constantemente a possibilidade de obter melhorias nas posturas mais frequentes nos ambientes de trabalho. Nesse contexto, uma das prioridades da ergonomia é a promoção do conforto no trabalho.

O Quadro 1.4 mostra apenas algumas das diversas formas de manifestação de desconforto que contribuem, em menor ou maior escala, para a insatisfação no trabalho, atrapalham a concentra-

> » **DEFINIÇÃO**
> O termo **conforto** é abrangente e pode ser usado para designar várias situações, mas aqui ele se refere à sensação de bem-estar físico, alívio e comodidade. Já o termo desconforto se refere a tudo o que incomoda, distrai e atrapalha o bem-estar.

Quadro 1.5 » **Algumas das formas de manifestação que promovem o desconforto no trabalho**

Tipo de desconforto	Formas de manifestação
Climático	Condições do tempo, da temperatura e da circulação do ar
Visual	Condições da visão, como irritação e falta de descanso
Sonoro	Níveis de ruído, de música e de voz
Corporal	Situação dos músculos e articulações
Auditivo	Ruído do ambiente e velocidade do vento
Olfativo	Odores e sua intensidade
Respiratório	Níveis de poluição e umidade do ar

ção e são dispensáveis para mensurar a qualidade de vida do ser humano em seus momentos de lazer e, essencialmente, em ambientes de trabalho.

No capítulo a seguir, estudaremos a ergonomia física em mais detalhes, abordando ainda problemas decorrentes da não aplicação dos princípios antropométricos, fisiológicos e biomecânicos no projeto e correção de ambientes e produtos/equipamentos.

» Ergonomia cognitiva

A ergonomia cognitiva, ou engenharia psicológica, ocupa-se da análise dos processos mentais, como percepção, memória, raciocínio e resposta motora conforme afetam as interações entre seres humanos e outros elementos de um sistema. Os tópicos relevantes incluem o estudo da carga de trabalho mental, tomada de decisão, desempenho especializado, interação humano-computador, estresse ocupacional e treinamento conforme esses se relacionem a projetos envolvendo seres humanos e sistemas.

A ciência da cognição é essencialmente multidisciplinar. Relaciona-se às pesquisas dos processos cognitivos e abrange a psicologia cognitiva, a neurociência, a linguística, a lógica e as ciências da computação, sendo um ramo impregnado de várias abordagens e métodos (MOURA; CORREA, 1997). No campo ocupacional, abrange as ações mentais de atenção, cognição ou conhecimento, percepção, armazenamento e recuperação de memória e ao controle da motricidade.

Segundo Marmaras e Kontogiannis (2001), o objetivo da ergonomia cognitiva é tornar as soluções tecnológicas compatíveis às características e necessidades dos usuários. Assim:

» Considera as naturezas cognitivas e fisiológicas nas quais houve registros de erros e falhas humanas e suas condições.

» Estima as capacidades e limitações humanas, buscando emitir um diagnóstico da origem do problema. Dessa forma, é presumível restaurar os artifícios de obtenção, processamento e recuperação de informações.

> » **DICA**
> Ao mencionar os processos cognitivos, Weill-Fassina (2000) destaca a importância de compreender a forma como as pessoas ajustam a situação de trabalho, ao sanar entraves relacionados à desconexão entre a tarefa imposta e a realidade vivenciada.

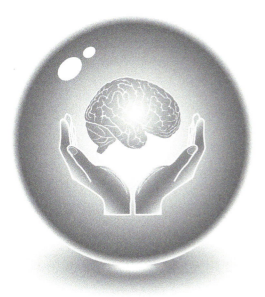

Figura 1.7 A ergonomia cognitiva se ocupa da análise dos processos mentais direta ou indiretamente implicados na atividade laboral.
Fonte: Vladyslav Makarov/Hemera/Thinkstock.

» Trata da forma como esses fatores atuam na interação entre o indivíduo com suas capacidades e limitações e o ambiente, as imputações e os equipamentos.

» Analisa a carga mental de trabalho, a tomada de decisão, a atuação especializada, os níveis de estresse e fadiga.

» Observa a relação desses fatores com os projetos, abrangendo o ser humano e os sistemas empregados na corporação.

Abrantes (2011) cita como marco da ergonomia cognitiva o término da Segunda Guerra Mundial, em 1945. Naquela ocasião, houve um significativo avanço tecnológico, exigindo, nos sistemas de produção, um maior intercâmbio cognitivo entre homem e máquina. Um exemplo disso foi o emprego de mostradores e painéis, levando à percepção de qualidades como a velocidade na tomada de decisão. Segundo o autor, no final da década de 1980, com o avanço da informatização da produção, a procura organizacional por profissionais com maior nível de escolaridade e formação interdisciplinar aumentou. Passou-se, então, a buscar trabalhadores com características de pró-atividade, espírito de liderança, empreendedorismo, aptos à tomada de decisões sem aguardar as ordens de um superior.

» PARA REFLETIR

Antigamente, o trabalho era visto como uma atividade essencialmente física, com pouca ou nenhuma participação intelectual daqueles que atuavam no chão de fábrica. Daí decorre o termo "mão de obra": considerava-se que os trabalhadores utilizavam suas mãos, não sua cognição. Como avanço da tecnologia, o trabalho que exigia do trabalhador apenas força física foi diminuindo, abrindo espaço para o trabalho intelectual.

Durante a década de 1980, o psicólogo americano Howard Gardner apresentou ao mundo sua teoria das **inteligências múltiplas**, que contribuiu efetivamente para a adoção dos projetos ergonômicos. Segundo o autor, todo ser humano é dotado de múltiplas inteligências, sendo algumas mais fortes do que outras, ou seja, cada pessoa tem mais ou menos facilidade de executar determinadas tarefas. Quando um trabalhador é obrigado a executar uma tarefa que exige uma habilidade da qual não dispõe, ele se estressa, ou seja, o trabalho não está sendo adaptado a ele, trazendo-lhe uma série de consequências, típicas das condições de estresse. O estado emocional que resulta da discrepância entre o nível de demanda e a habilidade do trabalhador em lidar com a questão define o **estresse ocupacional**. É, portanto, um fenômeno subjetivo, que existe no reconhecimento das pessoas a respeito da sua inabilidade de lidar com as demandas das situações de trabalho.

Discuta com seu colega a relação entre os termos tecnoestresse e estresse ocupacional, citando tipos de estresse ocupacional que não tenham ligação com o uso da tecnologia.

Segundo Kroemer e Grandjean (2005), as atividades mentais que são importantes na ergonomia incluem:

» Captação da informação

» Memória

» Manutenção do estado de alerta

As atividades mentais dependem do suprimento da informação e do uso da memória de curta e longa duração para a tomada de decisões. O projeto ergonômico adequado de sistemas de trabalho evita sobrecargas mentais, inclusive a perda ou a falsa interpretação de sinais, e facilita as ações corretas e rápidas.

» Ergonomia organizacional

A otimização de sistemas sociais e técnicos, as políticas estratégicas empresariais e os processos industriais adotados nas organizações são abordados pela ergonomia organizacional, que trata da comunicação entre os profissionais da organização, dos projetos de trabalho e da programação do trabalho em grupo. Além disso, a ergonomia organizacional abarca o projeto participativo, o trabalho cooperativo, a cultura organizacional, a gestão da qualidade e as organizações em rede.

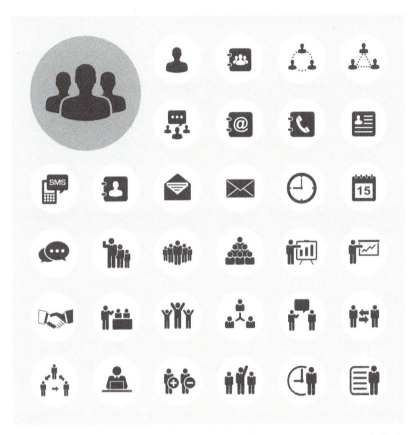

Figura 1.8 Toda atividade de trabalho ocorre no âmbito de uma organização, exigindo do trabalhador habilidades de comunicação interpessoal e com os mais variados processos e sistemas.
Fonte: Kanate/iStock/Thinkstock.

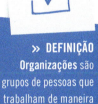

> » **DEFINIÇÃO**
> **Organizações** são grupos de pessoas que trabalham de maneira interdependente com alguma finalidade comum.

Um ponto-chave da ergonomia organizacional é diagnosticar como os trabalhadores avaliam o seu ambiente de trabalho. Captar, tratar e analisar as representações que os indivíduos fazem de seu contexto de trabalho pode ser um diferencial, em certa medida um requisito central, para a adoção de mudanças que visem promover o bem-estar no trabalho, a eficiência e a eficácia dos processos produtivos. Ainda, é uma maneira eficaz de entender a raiz de problemas ergonômicos, que muitas vezes estão relacionados à cultura organizacional.

>> PARA SABER MAIS

Segundo Siqueira (2008), o interesse pelo estudo da cultura organizacional ganhou força nos anos de 1980, motivado em grande parte pelo excelente desempenho das empresas japonesas da época e pela crença de que o envolvimento dos trabalhadores com os valores e a filosofia dessas organizações era o principal fator responsável por seu sucesso. A ideia que passou a prevalecer, então, foi a de que as empresas deviam lançar mão de diferentes estratégias para inculcar nos indivíduos suas prioridades básicas, na medida em que, quanto mais forte fosse sua cultura, isto é, quanto mais eles compartilhassem essas prioridades, maiores seriam as possibilidades de elas obterem um bom desempenho econômico-financeiro.

>> **IMPORTANTE**
Todos os funcionários devem ser ouvidos. A participação de todos é fundamental para que se organizem reestruturações coesas: o funcionário deve ser um agente na melhora dos sistemas/processos/produtos.

Uma premissa da análise ergonômica organizacional é a compreensão de que o comportamento e o desempenho dos funcionários dependem de quanto a situação favorece ou interfere nos objetivos de suas tarefas. Ou seja, embora cada um tenha sua própria personalidade (e suas singularidades devem ser reconhecidas e respeitadas pelo ergonomista), não agem da mesma maneira em todas as situações; na prática, esse pensamento seria considerado anormal, porque indica uma insensibilidade das pessoas às normas sociais, sistemas de recompensa e outras condições externas. O comportamento das pessoas varia de acordo com a situação, mesmo que o comportamento esteja em desacordo com a sua personalidade. Assim, é de suma importância que, se viável, seja feito um acompanhamento do dia a dia dos funcionários, ou seja, que sejam acompanhados em situações reais de interações interpessoais e humano-máquina.

>> Atividades

1. Descreva, com suas palavras, o que é ergonomia e quais são seus objetivos.
2. Desde que foi cunhado, o conceito de ergonomia mudou? Por quê?
3. O que é Taylorismo e qual é sua relação com a ergonomia?
4. De forma não intencional, o homem pré-histórico aplicava alguns princípios ergonômicos ao construir objetos para caçar e se alimentar. Pesquise na internet exemplos de ferramentas construídas na pré-história e cite alguns princípios ergonômicos aplicados à sua construção.
5. Descreva, com suas palavras, qual é a importância do trabalho de Leonardo da Vinci para a ergonomia.
6. Embora estudos ergonômicos já fossem realizados anteriormente, a ergonomia se tornou uma disciplina científica apenas nos anos 1940. Por quê?
7. O reconhecimento da importância de uma ação ergonômica que considerasse todo o contexto organizacional, psicossocial e político de um sistema de produção marcou uma nova fase da ergonomia. Como ela se chama e no que se diferencia das fases anteriores?
8. Uma ação ergonômica que leve em consideração apenas aspectos microergonômicos é eficiente? Por quê? Descreva como deve ser uma ação ergonômica ideal.
9. Descreva, com suas palavras, qual é o papel do ergonomista.
10. Por que a ação ergonômica deve ser transdisciplinar em vez de inter ou multidisciplinar? Quais são as características de uma ação ergonômica transdisciplinar?

11. Cite algumas áreas do conhecimento que contribuem para a ergonomia. Como essas áreas contribuem para a ação ergonômica?
12. É papel do ergonomista promover a conscientização do usuário? Por quê? Como ele pode fazer isso? Busque na internet ou na literatura exemplos de ações ergonômicas que focaram a conscientização do usuário.
13. Podemos lidar com os problemas ergonômicos de várias maneiras, seguindo diferentes abordagens, perspectivas e finalidades. Discuta com seu colega se é possível (ou mesmo necessário) realizar uma ação ergonômica de concepção e de intervenção na mesma situação.
14. Dê dois exemplos de uma ação ergonômica de modernização.
15. Defina, com suas palavras, ergonomia de conscientização.
16. A ergonomia física, um dos domínios de especialização da ergonomia, conta com áreas como antropometria, fisiologia humana e ergonomia ambiental. Resuma, com suas palavras, quais são as contribuições de cada uma dessas áreas no projeto de produtos/ambientes.
17. Como o desconforto pode se manifestar em um ambiente de trabalho? Como ergonomista, que sugestões você proporia para aliviar ou mesmo eliminar os fatores que causam desconforto?
18. Em que época surgiu a ergonomia cognitiva? Em decorrência de quê?
19. Discuta com seu colega qual é a relação entre a mudança da acepção de trabalho (puramente físico para intelectual) e a ergonomia cognitiva.
20. Escolha, em conjunto com seu colega, três termos-chave para caracterizar a ergonomia organizacional, explicando, ao lado de cada termo, o porquê de ter sido escolhido.
21. Por que é importante que a ação ergonômica organizacional leve em conta o contexto do dia a dia de trabalho? Não seria suficiente apenas entrevistar os funcionários? Por quê?

>> **capítulo 2**

Ergonomia física

Como vimos no capítulo anterior, o ergonomista deve ter um conhecimento mínimo sobre as características físicas e cognitivas do homem a fim de criar e adaptar projetos adequados às suas proporções e possibilidades. Ainda, deve entender como o corpo humano realiza trabalho e quais são as características do indivíduo que lhe permitem estar apto a exercer determinada função. Neste capítulo, trataremos das disciplinas que constituem o domínio de especialização da ergonomia conhecido como ergonomia física. Serão apresentadas noções das disciplinas de anatomia e fisiologia humanas, biomecânica ocupacional e cinesiologia, bem como a antropometria em detalhes. Ainda, sempre que pertinente, será feita a relação entre o conteúdo e a qualidade de vida no trabalho, que será mais bem explorada nos capítulos posteriores.

Objetivos de aprendizagem

» Aplicar conhecimentos básicos de anatomia e fisiologia na concepção de projetos de postos de trabalho e equipamentos.
» Defender a consideração da estrutura e função dos sistemas esquelético, muscular e nervoso na análise ergonômica.
» Diferenciar trabalho muscular estático de dinâmico.
» Definir antropometria e utilizá-la na análise ergonômica.
» Discutir a evolução da disciplina antropometria.
» Aplicar os conhecimentos de biomecânica e cinesiologia na análise ergonômica.

» Noções de anatomia e fisiologia

Como vimos no capítulo anterior, o objetivo primeiro da ergonomia é projetar postos de trabalho e equipamentos levando em consideração as características do corpo humano. Dessa forma, é imprescindível que o ergonomista tenha conhecimentos mínimos sobre a estrutura do nosso organismo e como ele funciona.

Segundo Tortora e Derrickson (2012), as ciências da anatomia e da fisiologia são o fundamento para a compreensão das estruturas e funções do corpo humano. A **anatomia** (*ana-* = através de, *-tomia* = processo de corte) é a ciência da estrutura e das relações entre as estruturas. Já a **fisiologia** (*fisio-* = natureza; *-logia* = estudo de) é a ciência das funções corporais, isto é, como as partes do corpo trabalham. Como a função nunca pode ser completamente separada da estrutura, podemos entender melhor o corpo humano estudando a anatomia e a fisiologia em conjunto.

» **DICA**
Os órgãos se unem para formar sistemas da mesma forma como os parágrafos são agrupados para formar capítulos.

» Sistemas do corpo humano e a realização de trabalho

De acordo com Tortora e Derrickson (2012), um **sistema** consiste em órgãos relacionados que têm uma função comum.

Estes são os principais sistemas do corpo humano:

1. Tegumento comum: pele e estruturas associadas a elas, como pelos, unhas e glândulas sudoríferas e sebáceas).
2. Sistema nervoso: encéfalo, medula espinal, nervos e órgãos como os olhos e as orelhas.
3. Sistema esquelético: ossos e articulações do corpo e suas cartilagens associadas.
4. Glândulas endócrinas: glândulas e tecidos que produzem substâncias químicas reguladoras das funções do corpo, denominadas hormônios.
5. Sistema muscular: musculatura em geral ligada aos ossos.
6. Sistema circulatório: sangue, coração e vasos sanguíneos.
7. Sistema linfático e imunidade: líquido linfático e vasos linfáticos, e células que efetuam as respostas imunes.
8. Sistema digestório: órgãos do trato gastrintestinal (boca, faringe, esôfago, estômago, intestinos delgado e grosso, reto e ânus). Também inclui os órgãos digestórios acessórios que auxiliam nos processos digestivos, como as glândulas salivares, o fígado, a vesícula biliar e o pâncreas.
9. Sistema respiratório: pulmões e vias aéreas, como a faringe (garganta), a laringe, a traqueia e os brônquios.
10. Sistema urinário: rins, ureteres, bexiga urinária e uretra.
11. Sistemas genitais: gônadas e órgãos associados (tubas uterinas, útero e vagina em mulheres, e epidídimo, ducto deferente e pênis em homens; glândulas mamárias em mulheres).

Aqui, aprofundaremos os conhecimentos sobre os sistemas esquelético e muscular, que, conforme visto no Capítulo 1, são diretamente implicados na prática ergonômica, pois conferem ao corpo suas dimensões antropométricas. Ainda, veremos noções sobre o sistema nervoso, responsável, dentre outras coisas, por fornecer sinais que controlam os movimentos corporais.

Sistema esquelético

Dentre as funções básicas do sistema esquelético, as de interesse para o estudo da ergonomia são:

Sustentação. O esqueleto fornece uma estrutura para o corpo, sustentando os tecidos moles e proporcionando pontos de fixação para os tendões da maioria dos músculos esqueléticos.

Proteção. O esqueleto protege muitos órgãos internos de lesão. Por exemplo, os ossos do crânio protegem o encéfalo, as vertebras protegem a medula espinal e a caixa torácica protege o coração e os pulmões.

Auxílio ao movimento. Uma vez que a maioria dos músculos esqueléticos está fixada aos ossos, quando os músculos se contraem, eles puxam os ossos. Em conjunto, os ossos e os músculos produzem movimento.

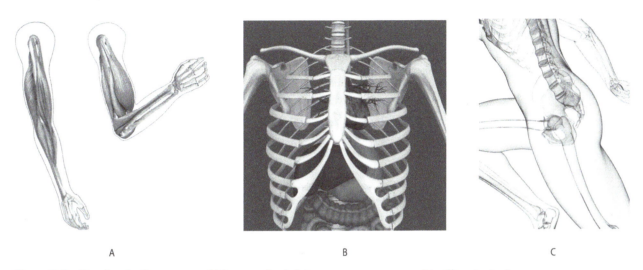

A   B   C

Figura 2.1 Funções do sistema esquelético que são de interesse para o ergonomista: A) sustentação, B) proteção e C) auxílio ao movimento.
Fonte: iStock/Thinkstock.

Segundo Tortora e Derrickson (2012), o tecido ósseo tem a capacidade de alterar sua força em resposta ao **estresse mecânico**. Quando colocado sob estresse, o tecido ósseo se torna mais forte. Sem o estresse mecânico, o osso não se remodela normalmente, porque a reabsorção supera a formação óssea. A ausência de estresse mecânico enfraquece o osso por meio da redução do número de fibras colágenas e da desmineralização, a perda dos minerais ósseos.

Os principais estresses mecânicos sobre o osso são aqueles que resultam da tração dos músculos esqueléticos e da força da gravidade. Se uma pessoa está acamada ou tem um osso fraturado em um gesso, a força do osso não estressado diminui. Os astronautas submetidos à ausência de gravidade do espaço também perdem massa óssea. Em ambos os casos, a perda óssea pode ser significativa, de até 1% por semana. Os ossos dos atletas, que são repetida e altamente estressados, tornam-se visivelmente mais espessos do que os dos não atletas.

Uma estrutura fundamental no estudo da anatomia e fisiologia aplicadas à ergonomia é a coluna vertebral (Figura 2.2). A **coluna vertebral** funciona como uma haste forte e flexível que pode girar e mover-se para frente, para trás e para os lados. Ela envolve e protege a medula espinal, sustenta a cabeça e serve como ponto de fixação para as costelas, o cíngulo do membro inferior e os músculos do dorso (TORTORA; DERRICKSON, 2012).

» DICA
As atividades com sustentação de peso, como a caminhada ou o levantamento moderado de peso, ajudam a construir e manter a massa óssea.

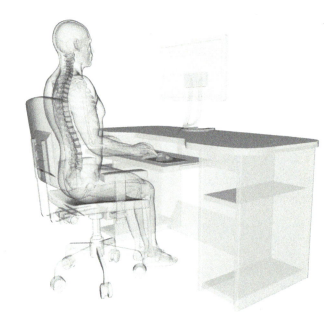

Figura 2.2 A coluna vertebral sustentando a postura recomendada para o trabalhador em posição sentada.
Fonte: Eraxion/iStock/Thinkstock.

A coluna vertebral é sustentada por diversos músculos e está sujeita a deformações (por má postura e envelhecimento, p.ex.) como escoliose (curvatura lateral da coluna vertebral, geralmente na região torácica), cifose (curvatura acentuada, para fora, da parte superior da coluna vertebral) e lordose (um exagero da curvatura lombar da coluna vertebral). A hérnia de disco, por sua vez, é mais grave, e é causada pela força de compressão excessiva sobre os discos que separam as vértebras, geralmente por esforço demasiado para levantamento de cargas (veja os demais capítulos para mais informações sobre as deformações da coluna vertebral e a importância de manter uma postura correta).

Como pode ser observado na Figura 2.2, a coluna, vista de lado, apresenta quatro curvaturas normais: as curvaturas cervical e lombar (a primeira e a terceira, respectivamente, de cima para baixo), e as curvaturas torácica e sacral (a segunda e a última, respectivamente, de cima para baixo). As curvaturas da coluna vertebral aumentam sua força, auxiliam a manter o equilíbrio na posição ereta, absorvem choques durante a caminhada e a corrida e ajudam a proteger as vértebras contra fraturas (TORTORA; DERRICKSON, 2012).

Sistema muscular

Por meio de contração sustentada ou alternando contração e relaxamento, o tecido muscular tem quatro funções-chave: produzir movimentos do corpo, estabilizar posições corporais, armazenar e mover substâncias dentro do corpo e produzir calor. Dentre elas, as de interesse para o estudo da ergonomia são:

Produzir movimentos do corpo. Os movimentos corporais como caminhar, correr, escrever ou balançar a cabeça dependem do funcionamento integrado de músculos esqueléticos, ossos e articulações.

Estabilizar posições do corpo. As contrações do músculo esquelético estabilizam articulações e ajudam a manter as posições do corpo, como ficar em pé ou sentado. Os músculos posturais se contraem continuamente quando uma pessoa está acordada; por exemplo, as contrações sustentadas dos seus músculos do pescoço mantêm sua cabeça ereta.

> **» DEFINIÇÃO**
> **Músculos esqueléticos** são aqueles que estão fixados aos ossos e movem as partes do esqueleto. Como podem ser contraídos e relaxados de forma consciente, chamam-se de voluntários. Ainda há outros dois tipos de tecido muscular: o cardíaco, encontrado somente no coração e involuntário, ou seja, sua contração não é consciente, e o liso, que participa em processos internos como a digestão e a regulação da pressão sanguínea, e também é involuntário.

Produzir calor. Quando o tecido muscular se contrai, ele produz calor. Muito do calor liberado pelos músculos é usado para manter a temperatura normal do corpo. As contrações involuntárias do músculo esquelético, conhecidas como calafrios, podem ajudar a aquecer o corpo, aumentando muito a produção de calor.

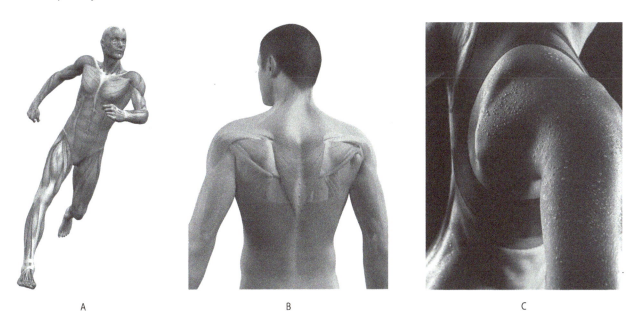

Figura 2.3 Funções do sistema muscular que são de interesse para o ergonomista: A) produzir movimentos, B) estabilizar posições e C) produzir calor.
Fonte: iStock/Thinkstock.

Segundo Kroemer e Grandjean (2005), a característica mais importante dos músculos é a sua capacidade de contrair-se até a metade de seu comprimento normal em repouso, fenômeno denominado **contração muscular**. O trabalho do músculo em uma contração completa aumenta em função de seu comprimento, ou seja, o trabalho é tanto maior quanto maior for o comprimento do músculo. Por isso as pessoas tendem a alongar o músculo antes da contração, que é o que ocorre ao puxar o braço para trás antes de arremessar algo.

A energia mecânica gerada na contração muscular é derivada das reservas químicas de energia do músculo. O trabalho muscular baseia-se, portanto, na transformação de energia química em energia mecânica.

> ## » PARA SABER MAIS
>
> Como vimos no Capítulo 1, para realizar suas atividades de trabalho, o indivíduo realiza trabalho muscular – estático, como segurar um peso com o braço esticado; e dinâmico, como girar uma roda, e um processo biológico fundamental para a realização de trabalho muscular é a ingestão de nutrientes na forma de comida e bebida para converter a energia química em energia mecânica e calor. Dessa forma, as atividades de trabalho devem respeitar o metabolismo humano, pois requerem liberação de calor e energia mecânica. Veja mais sobre a relação entre a ingestão de alimentos e a realização de trabalho (nutrição e metabolismo) no Capítulo 5.

Trabalhos musculares estático e dinâmico

Em nosso cotidiano, precisamos realizar bastante trabalho estático. Para manter a postura de pé, por exemplo, uma série de grupos musculares das pernas, dos quadris, das costas e da nuca estão continuamente pressionados (Figura 2.4). Graças a essa capacidade estática, é possível manter o corpo em qualquer posição desejada. No entanto, quando a pessoa se mantém de pé, os músculos exigidos começam a doer. Ao sentar, o trabalho estático das pernas diminui e há uma redução das exigências musculares de todo o corpo. Ao deitar, quase todo o trabalho estático é eliminado. Por isso, a posição deitada é a melhor para descansar (KROEMER; GRANDJEAN, 2005).

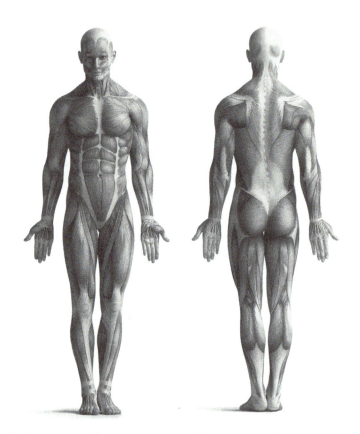

Figura 2.4 Vista do sistema muscular na manutenção da postura em pé.
Fonte: cosmin4000/iStock/Thinkstock.

Segundo Kroemer e Grandjean (2005), é considerado trabalho estático significativo nas seguintes condições:

1. Se um esforço grande é mantido por 10 s ou mais.
2. Se um esforço moderado persiste por 1 min ou mais.
3. Se um esforço leve (cerca de 1/3 da força máxima) dura 5 minutos ou mais.

Existe o componente estático em quase todas as formas de trabalho, na indústria ou qualquer outra ocupação. Os exemplos a seguir são algumas das situações mais comuns:

1. Trabalhos que envolvem a torção do tronco para frente ou para os lados.
2. Segurar coisas com as mãos.

3. Manipulações que requerem que o braço permaneça esticado ou elevado acima do nível do ombro.
4. Colocar o peso do corpo sobre uma perna, enquanto a outra está acionando um pedal.
5. Ficar de pé em um local por um longo período.
6. Empurrar e puxar objetos pesados.
7. Inclinar a cabeça para frente ou para trás.
8. Elevar os ombros por longos períodos.

As **posturas forçadas** são certamente a forma mais frequente de trabalho muscular estático. A causa mais comum é a manutenção do tronco, cabeça ou membros em posturas não naturais (Figura 2.5).

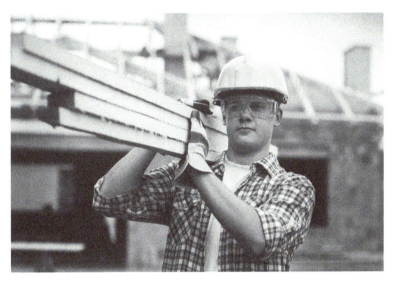

Figura 2.5 Operário mantém os braços posicionados em uma postura não natural.
Fonte: gpointstudio/iStock/Thinkstock.

Em muitos casos, não é possível distinguir claramente entre os esforços estático e dinâmico. Uma dada tarefa pode ser parcialmente estática e parcialmente dinâmica. A digitação é um exemplo da combinação dos dois trabalhos musculares: os músculos das costas, dos ombros e dos braços realizam principalmente trabalho estático para manter as mãos em posição sobre o teclado, enquanto os dedos das mãos realizam principalmente trabalho dinâmico quando operando as teclas (Figura 2.6). O componente estático do esforço combinado assume maior importância para a fadiga postural, ao passo que os músculos e tendões movendo os dedos podem experienciar esforços repetitivos. Existe um componente estático em quase todas as formas de trabalho físico.

> **» IMPORTANTE**
> Não há uma separação rígida entre o trabalho dinâmico e o estático. Geralmente, uma atividade é caracterizada como parcialmente estática e parcialmente dinâmica. Como o trabalho estático é mais árduo do que o dinâmico, acaba-se por dar mais importância ao componente estático do esforço misto.

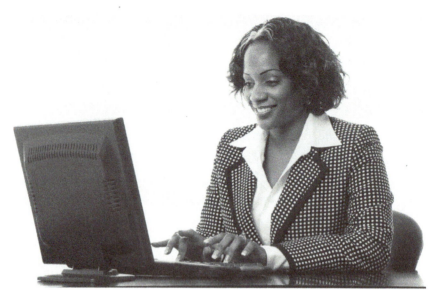

Figura 2.6 A digitação exige trabalho muscular estático e dinâmico.
Fonte: Ron Chapple Stock/Thinkstock.

Sistema nervoso

De acordo com Tortora e Derrickson (2012), o sistema nervoso exerce um conjunto complexo de tarefas, como sentir os diversos odores, produzir a fala e lembrar eventos passados. Além disso, fornece sinais que controlam os movimentos corporais e regula o funcionamento dos órgãos internos. Essas diversas atividades podem ser agrupadas em três funções básicas: sensitiva, integradora e motora.

Função sensitiva. Os receptores sensitivos detectam estímulos internos, como um aumento na acidez sanguínea, e estímulos externos, como um pingo de chuva batendo em seu braço. Essa informação sensitiva é então levada até o encéfalo e a medula espinal por meio dos nervos cranianos e espinais.

Função integradora. O sistema nervoso integra (processa) a informação sensitiva, analisando e armazenando uma parte dela e tomando decisões para as respostas apropriadas. Uma função integradora importante é a percepção, a consciência do estímulo sensitivo.

Função motora. Uma vez que a informação sensitiva é integrada, o sistema nervoso pode provocar uma resposta motora adequada ativando os efetores (músculos e glândulas) por meio dos nervos cranianos e espinais.

O **sistema nervoso central** consiste no encéfalo e na medula espinal. Os nervos periféricos ou se originam na medula e desembocam nos músculos (nervos motores) ou vêm da pele, dos músculos ou dos órgãos dos sentidos e se dirigem para a medula ou para o cérebro (nervos sensoriais). Os nervos motores e sensoriais, em conjunto com suas vias e centros na medula e no cérebro, constituem o **sistema nervoso somático**, que assegura a comunicação do organismo com o mundo exterior através da percepção, consciência e reação.

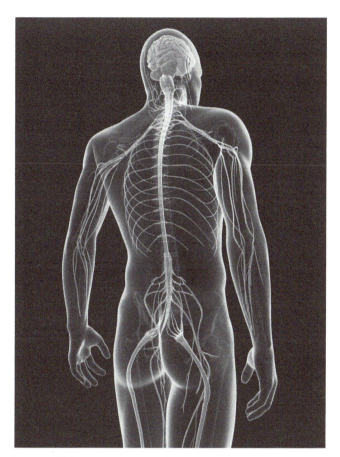

Figura 2.7 Quando uma célula nervosa é estimulada, os impulsos nervosos se propagam através da fibra nervosa até o órgão de destino, que pode ser uma fibra muscular.
Fonte: Eraxion/iStock/Thinkstock.

Complementar ao sistema somático, o **sistema nervoso autônomo** comanda as atividades dos órgãos internos: circulação sanguínea, órgãos da respiração, órgãos do sistema digestivo, glândulas, etc. O sistema nervoso autônomo governa os mecanismos internos do corpo, que são essenciais para a vida (KROEMER; GRANDJEAN, 2005).

Cada músculo está conectado ao cérebro, o órgão supremo de comando, por dois tipos de nervos: os nervos motores ou nervos eferentes, e os nervos sensitivos ou nervos aferentes.

Os **nervos motores** conduzem impulsos, ou seja, as ordens de movimentação, do cérebro para a musculatura esquelética, sendo, em última instância, responsáveis pelas contrações musculares e pelo comando do trabalho muscular na sua totalidade. Na musculatura, o nervo se divide nas suas fibras nervosas isoladas, onde uma fibra nervosa pode inervar mais de uma fibra muscular. Cada neurônio motor forma com a sua fibra muscular inervada uma unidade motora. Em músculos para trabalhos delicados e precisos (trabalho de precisão) somente três a seis fibras musculares fazem parte de uma unidade motora, nos músculos para trabalhos de força, até 100 fibras musculares são inervadas por um neurônio.

Os **nervos sensitivos** (ou sensoriais) conduzem os impulsos da musculatura para o sistema nervoso central, ou para a medula espinal ou para o cérebro. Os impulsos sensoriais são condutores de sinais ou informações que vão ser avaliados no sistema nervoso central, em parte para dirigir o trabalho muscular adequadamente, em parte para serem armazenados como informação (KROEMER; GRANDJEAN, 2005).

Sentidos de importância para a ergonomia

Segundo Tortora e Derrickson (2012), a maioria de nós tem consciência da informação sensitiva para o sistema nervoso central (SNC), a partir das estruturas associadas ao olfato, à gustação, à visão, à audição e ao equilíbrio. Esses cinco sentidos são conhecidos como **sentidos especiais**. Os outros sentidos são chamados de sentidos gerais e incluem os sentidos somáticos e os viscerais. Os **sentidos somáticos** (*somat-* = do corpo) incluem as sensações táteis (toque, pressão e vibração), sensações térmicas (calor e frio), sensações de dor e sensações proprioceptivas (sentido de posição da articulação e do músculo e movimentos dos membros e da cabeça). Já os viscerais fornecem informação sobre as condições dos órgãos internos.

Como vimos no Capítulo 1, questões ambientais como ruído, vibrações, temperatura e iluminação interferem na realização de trabalho. Isso ocorre porque o corpo humano é sensível a estímulos externos, e qualquer condição que se afaste da normalidade pode causar desconforto.

Segundo Tortora e Derrickson (2012), as condições para que uma sensação aconteça são:

1. Um estímulo, ou mudança no ambiente, capaz de ativar certos neurônios sensitivos, deve ocorrer. O estímulo que ativa um receptor sensitivo pode estar na forma de luz, calor, pressão, energia mecânica ou energia química.

2. Um receptor sensitivo deve converter o estímulo em um sinal elétrico, que finalmente produz um ou mais impulsos nervosos, se for grande o suficiente.

3. Os impulsos nervosos devem ser conduzidos ao longo de uma via nervosa, do receptor sensitivo para o encéfalo.

4. Uma região do encéfalo deve receber e integrar os impulsos nervosos em uma sensação.

Dentre os sentidos especiais, os de maior importância para a análise ergonômica são a visão e a audição, que são diretamente afetados pelas condições de iluminação e ruído do ambiente de trabalho, respectivamente. A audição ainda também está relacionada ao equilíbrio do corpo, muito importante para a realização de trabalho.

Visão. Os olhos, órgãos receptores muito importantes para os seres humanos, captam a energia do mundo exterior na forma de ondas de luz, e as convertem em uma forma de energia que tem sentido para o organismo vivo – em impulsos nervosos. É devido à integração dos impulsos da retina com o cérebro que se tem a percepção visual. A percepção em si não fornece a imagem precisa do mundo exterior: nossas impressões são uma modificação subjetiva do que é reportado pelo olho (KROEMER; GRANDJEAN, 2005).

>> **DEFINIÇÃO**
Sensação é a percepção consciente ou subconsciente de mudanças no meio ambiente externo ou interno.

>> **CURIOSIDADE**
Segundo Tortora e Derrickson (2012), mais da metade dos receptores sensitivos no corpo humano está localizada nos olhos, e uma grande parte do córtex cerebral é dedicada ao processamento da informação visual.

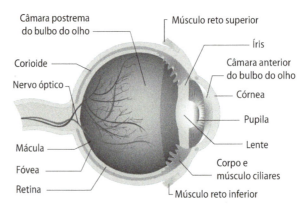

Figura 2.8 Representação esquemática do olho em corte longitudinal.
Fonte: snapgalleria/iStock/Thinkstock.

>> **IMPORTANTE**

Você já ouviu falar da Síndrome da Visão de Computador? Também conhecida como Síndrome do Usuário de Computador, afeta especialmente trabalhadores que ficam horas na frente da máquina. Trabalhar em frente ao computador durante muitas horas por dia pode desencadear fadiga visual, dores de cabeça, vermelhidão e secura nos olhos, sensação de corpo estranho e ardência na vista, além de dores no pescoço, nuca e costas. Ao utilizar o computador, costumamos piscar de 10 a 30% menos do que quando não estamos em frente à tela. Ar condicionado, iluminação inadequada e posicionamento do monitor incorreto podem agravar os sintomas da fadiga ocular.

Audição. Segundo Tortora e Derrickson (2012), a orelha é uma estrutura maravilhosamente sensitiva. Seus receptores sensitivos podem converter as vibrações sonoras em sinais elétricos mil vezes mais rapidamente do que os fotorreceptores podem responder à luz. Além dos receptores para as ondas sonoras, a orelha também tem receptores para o equilíbrio, o que é de suma importância para a execução de algumas funções laborais.

A sensação da audição é produzida quando as ondas sonoras passam através da passagem auditiva externa do canal auditivo, depois através da orelha média, e finalmente pela orelha interna, onde a energia da pressão sonora é convertida em impulsos nervosos. Eles passam pelo nervo auditivo até o cérebro, onde o som é "ouvido" (KROEMER; GRANDJEAN, 2005).

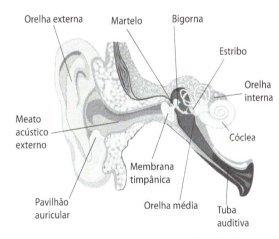

Figura 2.9 Representação esquemática da orelha em corte longitudinal.
Fonte: snapgalleria/iStock/Thinkstock.

>> **NO SITE**
Você sabia que a exposição excessiva a ruídos pode causar perda auditiva? Para saber mais sobre o assunto, acesse o ambiente virtual de aprendizagem Tekne: www.bookman.com.br/tekne.

Dentre os sentidos somáticos, os de maior importância para a análise ergonômica são as sensações térmicas, diretamente afetadas pela temperatura do ambiente, a sensação de dor, que permite ao trabalhador identificar quando uma posição ou esforço está prejudicando sua saúde, e as sensações proprioceptivas, que nos permitem identificar onde nossos membros estão, mesmo que não estejamos olhando para eles.

Sensações térmicas. A temperatura do corpo humano não é uniformemente distribuída. Uma temperatura constante, que flutua um pouco em torno de 37 °C, só é encontrada no interior do cérebro, do coração e dos órgãos abdominais. Essa é a chamada temperatura central. Uma temperatura central constante é um pré-requisito para o funcionamento normal das funções vitais mais importantes, e desvios grandes ou prolongados são incompatíveis com a vida de um animal de sangue quente. Já as temperaturas nos músculos, nos membros e, acima de tudo, na pele, mostra grandes variações. Essa é a chamada temperatura periférica. Dependendo da necessidade do corpo, ela conserva ou dissipa o calor (KROEMER; GRANDJEAN, 2005).

De acordo com Tortora e Derrickson (2012), temperaturas entre 10° e 40° C ativam os receptores de frio, que estão localizados na epiderme. Os receptores de calor estão localizados na derme e são ativados por temperaturas entre 32° e 48° C. Os receptores para calor e frio se adaptam rapidamente no início do estímulo, porém, continuam a gerar impulsos nervosos mais lentamente durante uma estimulação prolongada. Temperaturas abaixo de 10° e acima de 48° estimulam principalmente os nociceptores, produzindo sensações dolorosas.

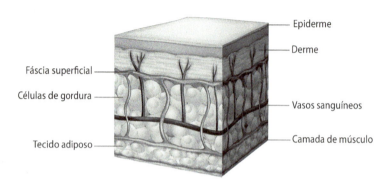

Figura 2.10   Anatomia da pele humana.
Fonte: blueringmedia/iStock/Thinkstock.

Sensação de dor.   De acordo com Tortora e Derrickson (2012), os receptores sensitivos para a dor, chamados de nociceptores (*noci-* = nocivo), são encontrados em praticamente todos os tecidos do corpo, exceto o encéfalo, e respondem a vários tipos de estímulos. A estimulação excessiva dos receptores sensitivos, a distensão excessiva de uma estrutura, as contrações musculares prolongadas, o fluxo sanguíneo inadequado para um órgão ou a presença de certas substâncias químicas podem produzir a sensação de dor. A dor pode persistir mesmo após o seu estímulo produtor ter sido removido, porque as substâncias químicas que causam dor permanecem, e porque os nociceptores exibem pouca adaptação. A falta de adaptação dos nociceptores desempenha uma função protetora: se houvesse adaptação a estímulos dolorosos, o resultado poderia ser uma lesão irreparável do tecido.

Sensações proprioceptivas.   De acordo com Tortora e Derrickson (2012), as sensações proprioceptivas (*proprio-* = próprio de alguém) nos permitem saber onde a nossa cabeça e os nossos membros estão localizados e como eles estão se movendo, mesmo se não estamos olhando para eles, de modo que podemos caminhar ou nos vestir sem usar os nossos olhos. Tratam-se de sensações muito importantes para a realização de trabalho, pois muitas vezes precisamos realizar movimentos de forma rápida e precisa sem enxergá-los. Utilizemos o exemplo clássico da digitação: com o passar do tempo, passamos a digitar olhando, durante a maior parte do tempo, para a tela do computador, não para o teclado. Geralmente olhamos para o teclado apenas quando não lembramos a localização de alguma tecla.

» Antropometria

Como vimos no Capítulo 1, é de suma importância que o posto de trabalho esteja de acordo com as dimensões antropométricas; do contrário, a realização de trabalho pode trazer malefícios à saúde do funcionário, além de, obviamente, afetar seu desempenho. É essencial, portanto, considerar as formas e medidas do corpo ao projetar ambientes e equipamentos.

Para aprender a projetar respeitando as medidas do corpo humano e a mobilidade do usuário, precisamos, antes de qualquer coisa, entender no que consiste a disciplina antropometria, o que é, exatamente, e o que abrange. Então, vamos ao trabalho!

> **» IMPORTANTE**
> Considerando que posturas naturais do corpo (posturas de tronco, braços e pernas que não envolvam trabalho estático) e movimentos naturais são condições necessárias para um trabalho eficiente, é imprescindível a adaptação do local de trabalho às medidas do corpo e à mobilidade do operador.

» Definição e objetivos

A **antropometria** (do grego *anthropos*, homem, e *metry*, medida), é um ramo das ciências biológicas que tem como objetivo o estudo dos caracteres mensuráveis da morfologia humana. Ou seja, estuda e avalia as medidas de tamanho, massa e proporções do corpo humano.

Seu **objetivo geral** é predizer e estimar os vários componentes corporais de populações. Na área ergonômica, serve como técnica estatística de estudo do corpo humano, a qual, por meio das medidas físicas usadas como base para desenhos de postos de trabalho, busca a conservação da postura apropriada.

Os estudos antropométricos permitem projetar considerando a altura adequada para cada pessoa e as diferenças individuais e étnicas na elaboração e avaliação de equipamentos e postos de trabalho. No entanto, a grande variabilidade das medidas corporais entre os indivíduos é um desafio para o projetista. É preciso considerar tanto as pessoas mais altas (p.ex., para determinar o espaço necessário para acomodar as pernas sob a mesa) quanto as pessoas mais baixas (p.ex., para ter certeza de que elas alcançarão uma dada altura). Se a altura das portas fosse dimensionada para uma pessoa com altura média, muitas pessoas bateriam no marco ao tentar passar por elas.

Mascia e Sznelwar (1996) ressaltam que usar dados antropométricos embasados no homem médio para o projeto de um dispositivo é um deslize que pode resultar em consequências graves. Para evitar que isso ocorra, o projeto deve ser adequado ao contexto, ou seja, é preciso ponderar sobre a maior possibilidade de dimensões relacionadas aos distintos percentis (mínimo, médio e grande).

» DEFINIÇÃO

As **medidas antropométricas** compreendem as dimensões, constituições e características da massa corpórea de diversas partes do corpo humano, bem como as articulações, suas junções e mobilidade, a movimentação corporal e ações, como o uso de forças e torções e a intensidade de atitudes de controle e equilíbrio, além do uso de utensílios de trabalho.

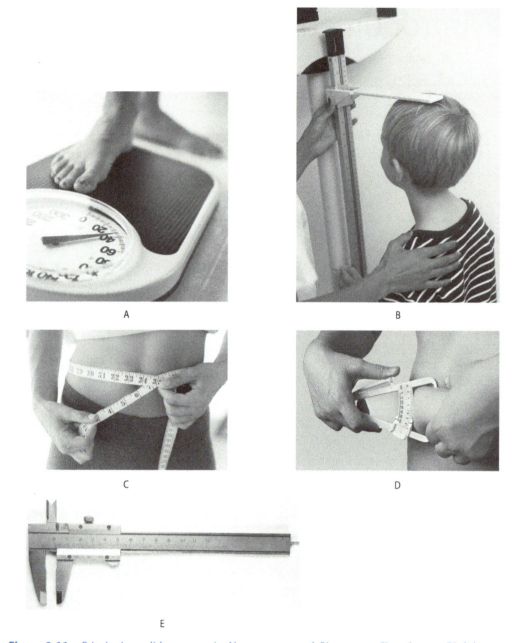

Figura 2.11 Principais medidas corporais: A) massa corporal, B) estatura, C) perímetro, D) dobras cutâneas e E) diâmetros ósseos.
Fonte: Thinkstock.

> **» CURIOSIDADE**
> Na antiguidade, as medidas eram feitas tomando-se como base o comprimento do dedo médio do sacerdote: para os egípcios, a estatura ideal deveria corresponder a 19 vezes essa medida; para os gregos, a medida ideal era oito vezes a altura da cabeça.

» Breve apanhado da história da antropometria

Antiguidade

Dados históricos indicam a aplicação da antropometria desde a antiguidade (por volta dos séculos XXXV e XXII a.C.), quando os povos egípcios e gregos pesquisavam a relação entre as partes do corpo humano e o todo.

A origem dos **estudos antropométricos** ocorreu na Europa, no século VII a V a.C. Nas sociedades atenienses e espartanas, os exercícios físicos eram essenciais para a preparação militar, a disciplina cívica e o endurecimento do corpo, a energia física e espiritual. Para os atenienses, a educação corporal tinha lugar de destaque, adquirindo padrões de eficiência educacional, fisiológica, terapêutica, estética e moral.

Idade moderna

Na Era Renascentista, o estudo das proporções humanas ganhou destaque. Como vimos no primeiro capítulo, o **homem vitruviano**, interpretado por Leonardo da Vinci por volta de 1490, é a representação gráfica mais conhecida das proporções humanas. O posicionamento humano com braços e mãos estendidos fornece várias informações que podem ser aplicadas inclusive na arquitetura. O alcance entre as mãos equivale à medida da sua altura. Ao analisar as proporções entre os segmentos corporais humanos, várias partes do corpo constituem um conjugado de proporções que se adaptam nas formas geométricas de quadrado e círculo.

Acredita-se que o termo antropometria tenha sido empregado pela primeira vez em 1659, em um estudo acadêmico de autoria do alemão Sigismund Elshatz (BEUNEN; BORMS, 1990; MAIA; JANEIRA, 1991). Inspirado nas leituras de Pitágoras e Platão e na filosofia médica da época, o estudo de Elshatz destacava a harmonia entre as partes do corpo humano.

Idade contemporânea

A avaliação dos **dados antropométricos completos** foi feita pela primeira vez pelo médico alemão Johann Friedrich Blumenbach, em sua dissertação de doutorado, *On the Natural Variety of Mankind* (1775). No final da década de 1850, o professor da Faculdade de Medicina de Paris, Paul Broca, instituiu a Société d'Anthropologie de Paris (Sociedade de Antropologia de Paris), sendo reconhecido como o fundador da **antropologia moderna**, cujo embasamento era a antropometria.

Em 1841, o matemático belga Lambert Adolphe Jacques Quetelet aplicou métodos estatísticos nos estudos dos seres humanos, sendo considerado o pai da **antropometria científica**. Adotando a análise científica, mostrou a aplicabilidade da Teoria da Curva Normal de Gauss para estudar fenômenos biológicos, tornando possível a distribuição das medidas em forma de sino e, assim, o estudo das medidas antropométricas. Em 1871, ele criou o que conhecemos hoje por IMC (índice de massa corporal).

Por volta de 1879, o francês Alphonse Bertillon apresentou uma técnica científica de assimilação denominada **Bertillonage**, um sistema de medição antropométrica que coletava inúmeras medida do corpo humano e categorizava inúmeras características faciais de um indivíduo. Foi utilizado nos Estados Unidos e na Europa para identificar criminosos do sistema penal, dando início à **antropometria forense**.

Com as duas grandes guerras mundiais e a Guerra Civil Americana, foram realizados muitos estudos antropológicos nos Estados Unidos com foco na relação entre as dimensões corporais e as atividades ocupacionais.

Na década de 1940, período de intensificação da produção em massa, foi dada atenção especial às dimensões dos produtos. Já as medidas antropométricas dos operadores de máquinas e equipamentos se originavam dos sistemas de trabalho complexos, os quais necessitam de um maior desempenho do trabalhador. Nesse período, as medidas antropométricas buscavam estabelecer médias da população relacionadas à altura e ao peso. Atualmente, a antropometria também se ocupa da análise das distinções existentes entre pessoas de diferentes culturas, raças e áreas geográficas.

> **DICA**
> Nos anos 1850, a missão estabelecida pelos antropólogos para a antropometria era entender a função do ser humano na natureza e estabelecer suas raças e etnias. A antropometria foi empregada para compreender a influência da biossociologia (estudo da interação social em analogia com métodos vitais do organismo vivo) no desenvolvimento ou na estagnação dos povos.

» Antropometria aplicada à ergonomia

Em sua forma mais simplificada, a antropometria é dividida em estática, dinâmica e funcional:

Antropometria estática: remete à medida das dimensões físicas do corpo humano em repouso, ou seja, parado. Seu uso é mais comum no projeto de produtos com pouca ou nenhuma mobilidade.

Antropometria dinâmica: analisa a limitação dos movimentos das partes do corpo de forma individual, priorizando o movimento sem a adição de esforço físico de maior magnitude e considerando conforto, segurança e bem-estar físico.

Antropometria funcional: neste caso, as medidas antropométricas estão ligadas à execução de tarefas específicas, requerendo uma movimentação conjunta de vários segmentos corporais para realizar uma função. Por exemplo, o alcance das mãos não se limita ao comprimento dos braços, pois ele envolve também o movimento dos ombros, a rotação do tronco, a inclinação das costas e o tipo de função a ser exercida pelas mãos.

O estudo das antropometrias (estática, dinâmica e funcional) requer dados estatísticos, adaptados às características funcionais de cada posto de trabalho, principalmente naqueles que exigem muitos movimentos.

Como vimos na seção "Definição e objetivos", o projeto do posto de trabalho/equipamento deve ser adequado ao contexto. É essencial estipular medidas que englobem estatisticamente as parcelas da população a serem contempladas pelo produto, considerando as diversidades de raça, sexo e classe social/econômica.

Como geralmente não é possível projetar o espaço de trabalho para atender às pessoas de dimensões extremas (muito grandes ou muito pequenas), temos que nos contentar em satisfazer às necessidades da maioria, tomando como base as medidas que são representativas da maioria da população. Se a decisão for projetar para 90% de um dado grupo, enquadram-se as pessoas maiores que os 5% menores (na dimensão corporal considerada) e menores que o 5% maiores; em outras palavras, excluem-se os 5% menores e os 5% maiores da população. A seleção do ponto de corte deve ser feita com cuidado e em função da necessidade do projeto (KROEMER; GRANDJEAN, 2005).

Um determinado ponto percentual na distribuição denomina-se **percentil**. No exemplo dado, apenas os percentis entre 5 e 95% (incluindo, portanto, os 90% amostrados) estão sendo considerados. As maiores diferenças nas dimensões corporais ocorrem em função da diversidade étnica, do sexo e da idade. Como regra geral, as mulheres são menores que os homens, exceto com relação às dimensões dos quadris. Com a idade, muitos adultos diminuem, mas se tornam mais pesados.

A não ser quando projetado para um indivíduo em particular, os postos de trabalho devem se adequar à maioria dos usuários; mulheres e homens, entre 20 e 65 anos de idade. Geralmente isso requer ajustes, sendo que os limites inferior e superior devem ser selecionados para atender aos percentis limites, como o 5 e o 95 (KROEMER; GRANDJEAN, 2005).

Na Figura 2.12, são apresentadas medidas antropométricas médias para os trabalhadores brasileiros (obtidas a partir de estudos amostrais). A numeração corresponde àquela utilizada no Quadro 2.1.

» **IMPORTANTE**
O trabalho estático se caracteriza por um estado de contração prolongada da musculatura, o que geralmente implica um trabalho de manutenção de postura. Já o trabalho dinâmico se caracteriza pela alternância de contração e extensão, portanto, por tensão e relaxamento (KROEMER; GRANDJEAN, 2005).

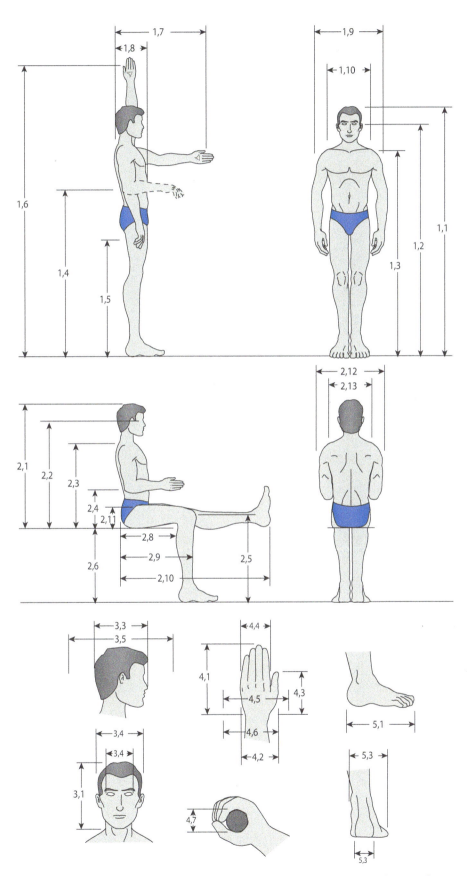

Figura 2.12 Principais variáveis usadas em medidas antropométricas estáticas do corpo humano.
Fonte: Carpes (2014).

» ASSISTA AO VÍDEO
Acesse o ambiente virtual de aprendizagem Tekne para assistir a um vídeo que mostra como aplicar a antropometria em um posto de trabalho.

» ATENÇÃO
Apesar de haver alterações nos dados antropométricos da população brasileira em decorrência do aumento de estatura da média da população jovem, as informações contidas no Quadro 2.1 ainda são usadas como base para muitas indústrias, tanto na concepção de utensílios quanto na adaptação de postos de trabalho.

Quadro 2.1 » Medidas de antropometria estática de trabalhadores brasileiros

Medidas de antropometria Estática (cm) – Brasil	Homens 5%	Homens 50%	Homens 95%
1. Corpo em pé			
1.0 Peso (kg)	52,3	66	85,9
1.1 Estatura, corpo ereto	159,5	70	181
1.2 Altura dos olhos	149	159,5	170
1.3 Altura dos ombros	131,5	141	151
1.4 Altura do cotovelo	96,5	104,5	112
1.7 Comprimento do braço com dedos	79,5	85,5	92
1.9 Profundidade do tórax	20,5	23	27,5
1.10 Largura dos quadris	29,5	32,4	35,8
2. Corpo sentado			
2.1 Altura da cabeça ao assento	82,5	88	94
2.2 Altura dos olhos ao assento	72	77,5	83
2.3 Altura dos ombros ao assento	55	59,5	64,5
2.4 Altura do cotovelo ao assento	18,5	23	27,5
2.5 Altura do joelho sentado	49	53	57,5
2.6 Altura poplítea sentado	39	42,5	46,5
2.8 Comprimento nádega-poplítea	43,5	48	53
2.9 Comprimento nádega-joelho	55	60	65
2.12 Largura entre cotovelos	39,7	45,8	53,1
2.13 Largura dos quadris, em pé	29,5	32,4	35,8
5. Pés			
5.1 Comprimento do pé	23,9	25,9	28
5.2 Largura do pé	9,3	10,2	11,2

Fonte: Carpes (2014).

Na Figura 2.13, podemos observar os dados antropométricos referentes à altura do trabalhador médio brasileiro.

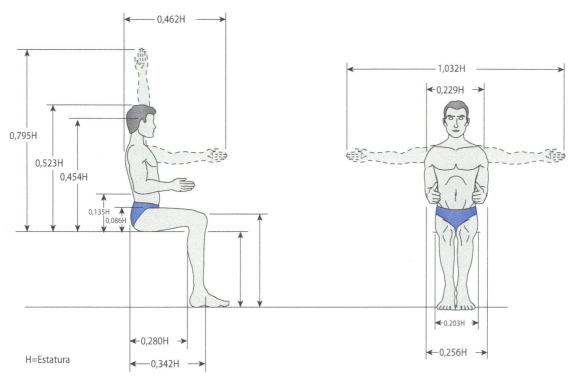

Figura 2.13 Exemplo de modelo com dimensões antropométricas a partir da altura.
Fonte: Carpes (2013).

Os dados antropométricos são base para extração de muita informação pelo estatístico, mas mesmo um leigo, como um engenheiro ou um projestista, pode calcular percentis, usando as diretrizes dadas em livros escritos para ergonomistas, como os de Kroemer, Kroemer e Kroemer-Elbert (1994, 1997), Pheasant (1986) e Roebuck (1995).

> ## >> DICA
>
> Conhecimentos sobre biomecânica são muito utilizados para a obtenção de medições antropométricas, pois é a disciplina que se ocupa do emprego de princípios mecânicos para a análise de organismos vivos, contribuindo, entre outras finalidades, para verificar as propriedades da massa corporal humana. No contexto da biomecânica, a antropometria atua com modelos de representação do corpo humano, viabilizando avaliar a massa, o centro de gravidade e o período de inércia.

≫ Biomecânica ocupacional e cinesiologia

Com base nas medidas-padrão antropométricas para cada posição do corpo, são feitas adaptações ergonômicas para o posto ocupado pelo trabalhador. A área que se ocupa do estudo das posturas e tarefas do homem no trabalho é a **biomecânica ocupacional**, enquanto o estudo dos movimentos do corpo humano concerne à **cinesiologia**.

Iida (2005) revela que a biomecânica ocupacional é um componente da biomecânica geral, que trata dos movimentos corporais e das forças relacionadas ao trabalho, abordando as interações físicas do trabalhador com o posto de trabalho, os equipamentos, os mecanismos e os materiais, buscando minimizar as possibilidades de distúrbios musculoesqueléticos. Portanto, a biomecânica trata da postura corporal no trabalho, da aplicação de forças e de suas possíveis consequências.

Na biomecânica ocupacional, as relações entre as dimensões corporais e a postura no trabalho se refletem principalmente quando o trabalhador tem de se ajustar ao equipamento, assumindo posturas inadequadas, e/ou quando o equipamento é ajustado ao trabalhador em relação às suas dimensões corporais, permitindo a adoção de posturas adequadas.

De acordo com Dul e Weerdmeester (2012), na biomecânica são aplicadas ao corpo humano as leis físicas e da mecânica, podendo avaliar as tensões nos músculos e nas articulações durante uma postura ou um movimento. Para a ergonomia, os princípios da biomecânica mais relevantes são:

- ≫ Conservação das articulações em posições neutras.
- ≫ Manutenção dos pesos próximos ao corpo.
- ≫ Evitar curvar-se para frente.
- ≫ Evitar torções de tronco e movimentos ríspidos que causam picos de tensão.
- ≫ Alternância de posturas e movimentos.
- ≫ Abreviar a permanência do esforço muscular contínuo.
- ≫ Prevenção do esgotamento muscular e realização de pausas curtas e frequentes.

Dionísio (20--?) comenta que, historicamente, há pontos em comum entre a cinesiologia (ou o estudo do movimento) e a biomecânica (ou mecânica aplicada ao sistema biológico). Segundo o autor, a primeira delineia os movimentos, enquanto a segunda os quantifica com o auxílio da matemática. A biomecânica, segundo a mesma fonte, classifica-se em:

- ≫ Interna: busca determinar as forças articulares e musculares, bem como as implicações dessas tensões do biomaterial, frente aos vários tipos de solicitação mecânica.
- ≫ Externa: simboliza os padrões de determinação quantitativa e/ou qualitativa das variações do corpo humano em relação ao lugar e à posição, com a ajuda das mensurações descritivas cinemáticas e dinâmicas.

Segundo Amadio e Serrão (2007), o estudo da biomecânica auxilia na prática desportiva de alto nível, na realização das atividades desportivas nas escolas e nas atividades de recreação, buscando agir de forma preventiva e na reabilitação dirigidas à saúde e às funções corriqueiras e voltadas ao trabalho.

≫ **DICA**
A biomecânica é analisada de diversas formas, como por meio de dinamometria, modelamento muscular e eletrofisiologia, antropometria e cinemática. Outra forma atual e eficaz de análise da biomecânica é a simulação computacional. Esses procedimentos são empregados em diversos segmentos, a exemplo do desporto, buscando atenuar o risco de lesões.

Por sua vez, Saba (2001) afirma que a biomecânica deve ir além das funções de medir as forças e os seus efeitos sobre os movimentos do corpo. Deve, sobretudo, analisar os fatores mecânicos que dificultam esses movimentos e as causas biológicas das forças sobre os tecidos, como crescimento, desenvolvimento, degenerescência, lesões de sobrecarga e uso excessivo.

» Atividades

1. Como vimos no início do capítulo, as ciências da anatomia e da fisiologia são o fundamento para a compreensão das estruturas e funções do corpo humano. Por que conhecer as estruturas e funções do corpo humano é indispensável para a prática ergonômica?

2. O sistema esquelético tem várias funções. Cite duas delas e explique sua importância para a ação ergonômica.

3. Explique, com suas palavras, por que é importante que o ergonomista conheça a estrutura e a função da coluna vertebral.

4. Descreva, com suas palavras, a diferença entre o trabalho muscular estático e o dinâmico e cite dois exemplos de atividades laborais que exigem ambos.

5. Além dos sistemas esquelético, muscular e nervoso, há algum outro que você considere importante para a ação ergonômica? Se sim, qual e por quê?

6. Além da visão e da audição, há algum outro sentido especial que você acredita importar para uma ação ergonômica? Caso haja, diga qual e explique o porquê. Caso não haja, em sua opinião, explique o porquê.

7. Por que é importante que o ambiente de trabalho seja confortável para o funcionário? Explique como o estudo dos sentidos somáticos pode ajudar a projetar/adaptar ambientes de trabalho que considerem o conforto do usuário.

8. O que estuda a antropometrias? Quais são seus objetivos no que concerne à ação ergonômica?

9. Por que projetar ambientes/equipamentos considerando os usuários médios seria um equívoco? Relacione sua resposta à importância de considerar o percentil dos usuários-alvo.

10. Antigamente, as medidas antropométricas buscavam estabelecer médias da população relacionadas à altura e ao peso. Hoje, a antropometria também se ocupa da análise das distinções existentes entre pessoas de diferentes culturas, raças e áreas geográficas. Converse com seu colega sobre essa mudança, buscando explicar por que ela ocorreu.

11. Diferencie a antropometria dinâmica da funcional.

12. O que é percentil e para que serve?

13. Suponha uma cabine de pedágio que será utilizada por três funcionários, dois homens e uma mulher. A altura da cabeça ao assento de um dos homens é 79 cm; do outro, 83 cm; e a da funcionária é 77 cm. Seria correto projetar a cabine considerando a altura do indivíduo mais alto? Por quê?

14. Qual é a relevância da disciplina biomecânica para a ergonomia?

15. O estudo dos movimentos do corpo humano é chamado de cinesiologia. Por que ele é importante para a ação ergonômica? Não seria suficiente projetar tendo em vista apenas as medidas do corpo humano estático? Por quê?

capítulo 3

Macroergonomia

Hoje se tem uma visão mais ampla da ergonomia, uma visão holística, que não mais se restringe ao operador e sua interação com a máquina, atividade e ambiente, mas também engloba o contexto organizacional, considerando as condições psicofisiológicas do trabalhador e sua interação com a estrutura da organização. A macroergonomia, ou ergonomia organizacional, prioriza o processo participativo envolvendo administração de recursos, trabalho em equipe, jornada e projeto de trabalho, cooperação e rompimento de paradigmas, o que garante intervenções ergonômicas com melhores resultados, reduzindo o índice de erros e gerando maior aceitação e colaboração por parte dos envolvidos. Neste capítulo, são mostrados em detalhes os fatores ambientais dos postos de trabalho e sua relação com a qualidade de vida no trabalho. Ainda, será analisado o contexto organizacional e sua relação com as condições de trabalho.

Objetivos de aprendizagem

» Definir ergonomia ambiental e aplicar o conhecimento sobre as questões ambientais na análise ergonômica.
» Interpretar e aplicar a norma NR 17 – Ergonomia.
» Definir ergonomia organizacional e defender sua aplicação.
» Relacionar conceitos como cultura organizacional e satisfação no trabalho com a macroergonomia.
» Identificar e discutir as premissas para uma análise macroergonômica do trabalho, comparando-a à análise microergonômica.

» DEFINIÇÃO
Segundo Sluchak (1992), o **ambiente de trabalho** compreende o lugar onde a atividade de trabalho é realizada, considerando características como os componentes do ambiente de trabalho, os aspectos legais, as normas, os conceitos éticos, e os níveis de ruído, iluminação e temperatura.

» Ergonomia ambiental

Como vimos no primeiro capítulo, a ergonomia ambiental é o ramo da ergonomia que se ocupa das questões ambientais artificiais do ambiente de trabalho, como ruído, vibrações, clima, iluminação, etc. Para compreender a macroergonomia plenamente, é necessário que antes analisemos essas questões.

Estabelecida em 23 de novembro de 1990 pelo Ministério do Trabalho e Previdência Social, a **NR 17 – Ergonomia**, que visa estabelecer parâmetros que permitam a adaptação das condições de trabalho às características psicofisiológicas dos trabalhadores, de modo a proporcionar um máximo de conforto, segurança e desempenho eficiente, institui o seguinte (BRASIL, 1990):

17.5. Condições ambientais de trabalho.

17.5.1. As condições ambientais de trabalho devem estar adequadas às características psicofisiológicas dos trabalhadores e à natureza do trabalho a ser executado.

17.5.2. Nos locais de trabalho onde são executadas atividades que exijam solicitação intelectual e atenção constantes, como salas de controle, laboratórios, escritórios, salas de desenvolvimento ou análise de projetos, dentre outros, são recomendadas as seguintes condições de conforto:

a) níveis de ruído de acordo com o estabelecido na NBR10152, norma brasileira registrada no INMETRO;

b) índice de temperatura efetiva entre 20°C (vinte) e 23°C (vinte e três graus centígrados);

c) velocidade do ar não superior a 0,75m/s;

d) umidade relativa do ar não inferior a 40 (quarenta)por cento.

17.5.2.1. Para as atividades que possuam as características definidas no subitem 17.5.2, mas não apresentam equivalência ou correlação com aquelas relacionadas na NBR 10152, o nível de ruído aceitável para efeito de conforto será de até 65 dB (A) e a curva de avaliação de ruído (NC) de valor não superior a 60 dB.

17.5.2.2. Os parâmetros previstos no subitem 17.5.2 devem ser medidos nos postos de trabalho, sendo os níveis de ruído determinados próximos à zona auditiva e as demais variáveis na altura do tórax do trabalhador.

17.5.3. Em todos os locais de trabalho deve haver iluminação adequada, natural ou artificial, geral ou suplementar, apropriada à natureza da atividade.

17.5.3.1. A iluminação geral deve ser uniformemente distribuída e difusa.

17.5.3.2. A iluminação geral ou suplementar deve ser projetada e instalada de forma a evitar ofuscamento, reflexos incômodos, sombras e contrastes excessivos.

17.5.3.3. Os níveis mínimos de iluminamento a serem observados nos locais de trabalho são os valores de iluminâncias estabelecidos na NBR 5413, norma brasileira registrada no INMETRO.

17.5.3.4. A medição dos níveis de iluminamento previstos no subitem 17.5.3.3 deve ser feita no campo de trabalho onde se realiza a tarefa visual, utilizando luxímetro com fotocélula corrigida para a sensibilidade do olho humano e em função do ângulo de incidência.

17.5.3.5. Quando não puder ser definido o campo de trabalho previsto no subitem 17.5.3.4, este será um plano horizontal a 0,75m (setenta e cinco centímetros) do piso.

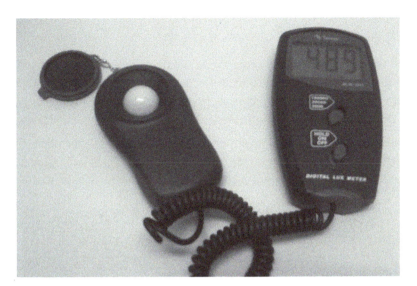

Figura 3.1 Luxímetro.
Fonte: Arquivo da editora.

De uma forma simples e direta, podemos dizer que a premissa é projetar as estações de trabalho evitando ao máximo fatores que possam trazer desconforto ao usuário e comprometer sua saúde.

Para que o trabalhador consiga desenvolver sua função da melhor forma possível, preservando sua saúde, é necessário verificar as probabilidades de constituição de um ambiente de trabalho harmonioso e confortável. Partindo desse princípio, de acordo com Iida (2005), as diferenças individuais dos trabalhadores, como estatura, peso, constituição física, resistência à fadiga, aptidão auditiva e visual, memória, capacidade motora e personalidade, são peculiaridades a serem analisadas para o projeto do ambiente de trabalho.

Como vimos no Capítulo 1, uma das prioridades da ergonomia é promover o **conforto** do trabalhador enquanto realiza suas atividades laborais. Trata-se de um estado indispensável para que se tenha qualidade de vida no trabalho, e o ergonomista deve se preocupar com todos os fatores ambientais e organizacionais que possam trazer desconforto ao funcionário. O trabalho em condições desconfortáveis consome energia do trabalhador, tornando-o menos disponível, inclusive, para as atividades que não concernem à prática laboral, como o estudo e o lazer.

>> **ATENÇÃO**
Atitudes simples, como a incorporação de objetos decorativos pessoais e a escolha das cores a serem usadas no ambiente também afetam as pessoas. Para isso, é importante investigar os diversos tipos de usuários que utilizarão o espaço físico.

>> **PARA REFLETIR**

O conforto está ligado à eficiência e à qualidade no trabalho. Com conforto, vê-se e pensa-se melhor. Abrantes (2004) comenta que, como as pessoas permanecem grande parte de suas vidas nos locais de trabalho, deve-se ter muito cuidado ao planejá-los. Integram o estudo do local pontos como a compreensão e a sensibilidade das necessidades humanas, aliadas aos aspectos econômico, técnico e estético. Com um bom planejamento e organização, o funcionamento será adequado.

» ATENÇÃO
A iluminação deficiente colabora para o surgimento da fadiga visual, e ambos contabilizam cerca de 20% dos acidentes no trabalho (GRANDJEAN, 1998).

» Iluminação

A iluminação adequada é muito importante no ambiente de trabalho, pois intervém fisiologicamente na visão e na musculatura que conduz os movimentos dos olhos. Além disso, segundo lida (2005), o planejamento adequado da iluminação e das cores pode aumentar o índice de satisfação no trabalho, resultando em maior produtividade e na redução da fadiga e dos acidentes.

É muito difícil fazer um trabalho adequado com pouca luz, sobretudo em ambientes como escritórios e laboratórios (Figura 3.2). Com condições desfavoráveis de iluminação, quando o indivíduo consegue concluir suas tarefas de forma eficaz, ele despende muito tempo para isso.

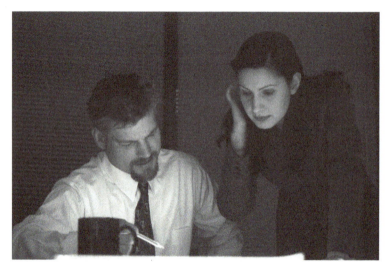

Figura 3.2 Funcionários trabalhando com pouca iluminação.
Fonte: Ingram Publishing/Thinkstock.

De modo geral, é importante aproveitar ao máximo a **luminosidade natural**, com a colocação de janelas e ventarolas (Figura 3.3). Em um escritório, por exemplo, as mesas têm de ser colocadas abaixo das janelas, lembrando que, para o melhor uso da luz natural, a extensão entre a janela e o posto de trabalho não pode ultrapassar o dobro da altura da janela.

Segundo Kroemer e Grandjean (2005), para conforto visual e bom desempenho óptico, as seguintes condições devem ser atingidas:

1. Nível de luminância, ou seja, da quantidade de luz refletida ou emitida de uma superfície, adequado.
2. Equilíbrio espacial das luminâncias das superfícies.
3. Uniformidade temporal da iluminação.
4. Eliminação de ofuscamento com luzes apropriadas: nenhuma fonte de luz deve aparecer no campo visual dos trabalhadores durante as atividades de trabalho.

» NO SITE
Você sabia que a metade dos trabalhadores noturnos tem o dobro de risco de perder a visão? Para saber mais sobre o assunto, acesse o ambiente virtual de aprendizagem Tekne: www.bookman.com.br/tekne.

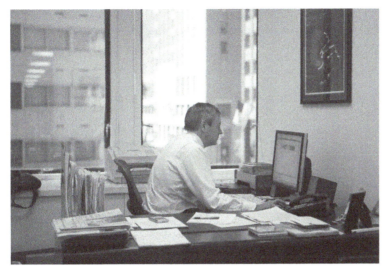

Figura 3.3 Escritório com boa iluminação advinda de luz natural.
Fonte: Erik Snyder/Digital Vision/Thinkstock.

» DICA
A luz que vemos nas superfícies das paredes, móveis e outros objetos depende da propriedade de absorção ou de reflexão da superfície (uma superfície escura absorve a luz e, portanto, reflete menos do que uma superfície clara). A luminância das luminárias, por outro lado, é uma medida exata da luz que elas emitem.

A atitude geral em relação à iluminação tem sido "quanto mais, melhor". No entanto, isso não é necessariamente verdadeiro, especialmente para escritórios. Um estudo de 1971, feito por Nemecek e Grandjean, em escritórios abertos, mostrou que um nível muito alto de iluminância é geralmente inadequado na prática (KROEMER; GRANDJEAN, 2005).

A distribuição das luminâncias de grandes superfícies no ambiente visual é fundamental tanto para o conforto visual quanto para a visibilidade. Em geral, quanto maior a diferença entre níveis de luminância, maior a perda em conforto e visibilidade.

» DICA
O nível ideal de luminância aumenta conforme a idade do usuário.

» IMPORTANTE

Os olhos apresentam dificuldade para fixar os objetos em movimento, então é importante que, se viável, o projeto de ambientes e equipamentos não force o usuário a fixar seus olhos em objetos não estáticos. Ainda, deve-se evitar tanto quanto possível níveis flutuantes de luminância, buscando-se uniformidade temporal da iluminação:

1. Cubra máquinas móveis com um enclausuramento apropriado.
2. Equalize a luminância e cor ao longo do eixo prioritário de visão.

Segundo Iida (2005), o **ofuscamento**, ou a diminuição da eficiência visual gerada por objetos ou superfícies de intensa luminância encontradas no campo visual sem que haja adaptação dos olhos, pode ser ocasionado pelo sol, pelas janelas, pela presença de lâmpadas no campo visual ou por reflexões em superfícies polidas. A vulnerabilidade dos olhos ao ofuscamento evolui à medida que o ambiente escurece, e uma forma de minimizar esse ofuscamento é excluir a fonte de brilho do campo visual. Quando há contrastes maiores, a retina pode adaptar-se aos distintos índices de luminância.

De acordo com Kroemer e Grandjean (2005), há dois tipos de ofuscamento que interferem drasticamente no trabalho visual e que podem ser evitados com ações ergonômicas adequadas:

Ofuscamento direto: ocorre ao olhar diretamente para a fonte de luz, como o sol, os faróis de um carro ou a luminária de trabalho.

Ofuscamento indireto: é refletido pela superfície, alcançando os olhos, como os faróis do veículo refletidos no espelho retrovisor, a luminária de trabalho ou a janela refletida na tela do computador.

As seguintes medidas de prevenção ao ofuscamento são sugeridas:

- Objetos e superfícies mais significativos no campo visual devem ter luminâncias semelhantes.
- As superfícies no meio do campo visual não devem apresentar um contraste de luminância superior a 3:1.
- O contraste entre o meio do campo visual e a periferia não deve ultrapassar 10:1.
- O campo de trabalho deve ser mais claro no meio e mais escuro próximo às margens.
- O contraste excessivo nos lados, ou abaixo do campo visual, é mais complicado do que no topo do campo visual.
- Não deve haver contraste das fontes de luz com o fundo superior a 20:1. O maior contraste luminoso tolerável no ambiente é 40:1.

Na prática, essas recomendações são geralmente negligenciadas. Problemas de contraste no ambiente visual que podem ser facilmente evitados incluem:

- Paredes brancas contrastantes com um chão escuro, móveis escuros ou máquinas de escritório pretas.
- Superfícies de mesa refletoras.
- Computadores pretos sobre superfícies claras.
- Partes de máquinas polidas e brilhantes.
- Janela clara contrastando com as telas de computador.

As janelas devem ser equipadas ou com persianas ajustáveis ou com cortinas translúcidas, de forma que o contraste excessivo possa ser evitado em dias de sol. Tanto o ofuscamento direto quanto o indireto podem ser evitados se os postos de trabalho estão em ângulo reto com a janela (Figura 3.4).

Outro ponto fundamental apontado por Iida (2005) é o contraste entre figura e fundo, sendo que o contraste representa exatamente a diferença entre a figura e o fundo. Sem o contraste, há uma camuflagem da figura e ela não será visível. Evite, por exemplo, a utilização de revestimentos brancos em mesas de trabalho onde há manipulação de papéis. É recomendável o emprego de cores em tons de cinza ou bege, que destacam a folha branca. Outro ponto importante é que o contraste indica a proporção de luminância apropriada entre o campo de trabalho e o ambiente imediato, sendo recomendada uma proporção de 3:1. Por sua vez, com respeito ao ambiente geral, essa proporção pode ser de 10:1.

» **DICA**

As medidas da luz são realizadas pela fotometria, e tais mensurações são fundamentais para os postos de trabalho nas fases de projeto e de avaliação.

» **ATENÇÃO**

Quando a claridade do dia chega pela frente, para evitar ofuscamento o operador precisa inclinar a cabeça para frente. Portanto, a iluminação frontal é geralmente a causa de posturas prejudiciais para o pescoço e o corpo.

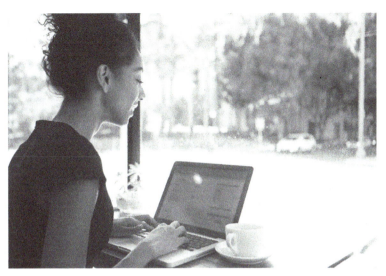

Figura 3.4 Posto de trabalho em ângulo reto com a janela. O ideal seria haver uma persiana bloqueando o contraste excessivo causado pelo sol.
Fonte: monkeybusinessimages/iStock/Thinkstock.

O uso das **cores** no ambiente de trabalho pode interferir no ânimo do trabalhador e até na sua produtividade. Há cores que transmitem mais paz e tranquilidade, e outras que são mais densas. No entanto, há uma indicação para cada uma delas. Nessa conjuntura, Kroemer e Grandjean (2005) comentam o uso das cores padronizadas indicando condições de segurança. Muitos países utilizam a padronização das cores por meio das Normas ISO para indicar determinada condição de perigo ou pedir socorro em uma emergência. Os códigos de cor citados pelos autores estão no Quadro 3.1.

Quadro 3.1 » Códigos de cor e sua indicação, segundo Kroemer e Grandjean (2008)

Cor	Indicação
Vermelho	Perigo, parar e proibido; alertas para fogo (é empregada em extintores e equipamentos de combate a incêndio).
Amarelo	Perigo de colisão, atenção, alerta, risco de tropeço; em geral, as listras amarelas sobre um fundo preto indicam alerta nos transportes.
Verde	Nos serviços de resgate, indica saída de segurança e que as "coisas estão em ordem"; se refere a todas as formas de equipamento de resgate e primeiros socorros.
Azul	Mesmo não sendo considerada uma cor de segurança, serve para dar direções, avisos e indicações gerais.

Resumindo, as premissas sobre cores para o projeto de ambientes são:

» Selecione cores de luminâncias similares para as diferentes superfícies.

» Abra mão de efeitos que chamam a atenção com contrastes de preto e branco.

» Evite materiais reflexivos e dê preferência a tratamentos de superfície não polidas, inclusive para as cores.

» DICA
A seleção de cor e material é muito importante para o projeto de paredes, móveis e objetos grandes em uma sala, por causa da variação do nível de reflexão.

» ATENÇÃO
Os índices de conforto acústico e iluminação devem ser medidos por aparelhos de boa qualidade e em conformidade com as normas vigentes. Ao fazer a análise ergonômica, verifique previamente possíveis problemas, buscando saná-los (ABRANTES, 2004).

>> Ruídos

Um fator ambiental que incomoda muito os trabalhadores, principalmente os operários das fábricas e funcionários da construção civil, é o ruído. Os **ruídos** são os sons indesejados presentes no ambiente, que aumentam o desconforto do usuário à medida que sua intensidade cresce. Os ruídos começam a ser perceptíveis a partir de 0 dB e tornam-se dolorosos em torno de 130 dB, sendo que valores maiores podem produzir danos ao aparelho auditivo (CARPES, 2014).

A intensidade do ruído determina o tempo máximo de exposição do usuário do produto. Por exemplo: para ruídos acima de 100 dB e 4.000 Hz de frequência, o tempo de exposição sem lesões é de apenas 7 minutos. Para ruídos contínuos, o limite deve ser de 60 dB, o que não interfere nas conversas e torna o ambiente mais agradável. Com relação à frequência do ruído, o ser humano é mais sensível a ruídos na faixa de 1.000 a 2.000 Hz, faixa próxima à fala humana (CARPES, 2014).

Segundo Kroemer e Grandjean (2005), a exposição ao ruído tem pouco efeito no trabalho manual, mas a concentração mental, o pensamento e a reflexão são mais difíceis em um ambiente ruidoso do que em um silencioso. Muitos exemplos do cotidiano mostram que o ruído dificulta o desempenho e a produtividade nessas tarefas.

Segundo os autores, a natureza e extensão do incômodo dependem de um número de fatores subjetivos e objetivos, sendo os mais importantes os seguintes:

1. Quanto mais alto o ruído, e quanto mais altas frequências ele contém, mais pessoas são afetadas por ele.
2. Ruídos não familiares e intermitentes geram mais problemas do que os ruídos familiares e contínuos.
3. Um fator decisivo é a experiência prévia da pessoa com o ruído. Um ruído que sempre perturba o sono, que gera ansiedade ou que interfere nas atividades é particularmente perturbador.
4. A atitude de uma pessoa em relação à fonte de ruído é, muitas vezes, de especial importância. Motociclistas, trabalhadores, crianças ou músicos não são perturbados pelo ruído gerado por suas próprias atividades, enquanto uma pessoa que não participa da atividade é perturbada numa extensão que depende do quanto ela desgosta do som produzido, da situação em que ele é gerado ou da pessoa que causa o ruído.
5. A extensão da perturbação pelo ruído geralmente depende do que a pessoa afetada está fazendo e em que hora do dia ele ocorre. Em casa, uma pessoa é menos perturbada pelo ruído contínuo do tráfego e sons chegando dos vizinhos, durante todo o dia, do que uma pessoa, durante uma breve pausa do meio-dia, que está tentando descansar e relaxar. O ruído de papéis perturba uma aula, enquanto que não seria percebido na rua.

Um ruído perturbador pode ser tanto externo, vindo de fora do prédio, quanto interno, gerado dentro do prédio. As fontes mais importantes de ruído externo são o tráfego, indústria e vizinhança. Nas fábricas, os causadores mais comuns de ruídos são as máquinas diversas (como as de moagem e de estampagem), os motores, o uso do ar comprimido, os teares e as serras. Nos escritórios, os equipamentos ruidosos são o ar-condicionado e aparelhos de ventilação, telefones, teclados de computador, impressoras e pessoas ao andar e conversar.

Eis algumas formas eficazes de eliminação dos ruídos:

Planejar uma condição sem ruído. O passo mais importante é planejar para evitar o ruído. A tarefa primária do profissional de ergonomia é selecionar máquinas e tecnologias que não produ-

---

>> **NO SITE**
Você sabia que de 2012 a 2013 cresceu 50% o número de exames de audiometria realizados junto aos trabalhadores da construção civil no Brasil? Acesse o ambiente virtual de aprendizagem Tekne para saber mais sobre o assunto.

zam ruídos inaceitáveis. A adoção de impressoras matriciais, por exemplo, famosas por produzirem ruídos, deve ser evitada.

Reduzir o ruído na fonte. A maneira mais efetiva de prevenir o ruído é combatê-lo na fonte. Eliminar os sons desnecessários é uma importante tarefa do profissional de ergonomia. Os veículos de transporte, por exemplo, ficam mais silenciosos com rodas de borracha do que de metal.

Interferir na propagação do ruído. O segundo mais importante passo na batalha contra a propagação do ruído é a seleção de material de construção e o planejamento das subdivisões em um prédio. A proteção ao ruído deve ser um item primordial na lista de tarefas dos arquitetos e engenheiros. O uso de isolantes acústicos, por exemplo, deve ser considerado em construções comerciais.

Utilizar proteção individual ao ruído. Se o planejamento e os meios técnicos falharam e a pessoa precisa trabalhar em um meio ruidoso, então, o último recurso é a utilização de protetores individuais de ouvido (Figura 3.5).

Kroemer e Grandjean (2005) alertam para o fato de que ruídos podem acarretar na perda auditiva por meio de estímulos fortes e repetitivos produzidos por sons intensos. No início, essa perda pode ser temporária, mas, no decorrer do tempo, talvez venha a ser permanente. Tal problema é denominado PAIR (perda auditiva induzida por ruído), sendo gerada pela degeneração branda e progressiva das células sensíveis ao som da orelha interna (saiba mais sobre PAIR no Capítulo 5). Por meio da audiometria de tons puros de várias frequências, é possível avaliar a capacidade de audição do indivíduo ou a proporção da perda auditiva.

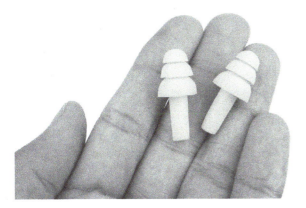
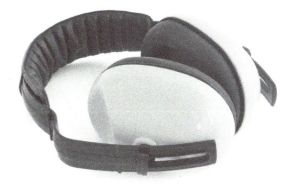

Figura 3.5 Protetores auriculares são indispensáveis para operários de fábricas e funcionários da construção civil.
Fonte: iStock/Thinkstock.

>> CURIOSIDADE

A capacidade de audição de uma pessoa ou a extensão da perda auditiva é medida pela chamada **audiometria de tons puros**, que determina o limiar de audição de tons puros de várias frequências. O resultado é registrado em um audiograma que mostra, em decibéis, o quanto o limiar de audição foi elevado para cada frequência.

> **IMPORTANTE**
>
> A exposição recorrente a vibrações no posto de trabalho pode levar a mudanças mórbidas nos órgãos afetados. Os efeitos são diferentes nas partes do corpo mais sujeitas à vibração. Oscilações verticais experienciadas de pé ou sentado, por causa da vibração vinda de baixo (p.ex., em um veículo), podem causar mudanças degenerativas na coluna, enquanto as vibrações de ferramentas motorizadas e manipulações repetidas afetam principalmente as mãos e os braços.

» Vibração

Vibrações são oscilações da massa em função de um ponto fixo. No corpo humano, elas são produzidas por movimentos periódicos regulares ou irregulares de uma ferramenta ou veículo, ou outro mecanismo em contato com o ser humano, que desloca o corpo de sua posição de repouso. O som é uma vibração que afeta nossas células auditivas. Vibrações mecânicas são uma preocupação, já que causam mudanças na posição dos membros do corpo e órgãos importantes.

Se o corpo humano fosse uma estrutura de massa rígida em translação, todas as partes teriam o mesmo movimento em rotação e diferentes partes se moveriam em deslocamentos angulares diferentes. No entanto, o corpo não é rígido, e diferentes segmentos do corpo oscilam de maneira diferente.

As vibrações afetam seriamente a percepção visual, o desempenho psicomotor e a musculatura, com efeito menor nos sistemas circulatório, respiratório e nervoso. As vibrações parecem gerar reflexos musculares que têm uma função de proteção, fazendo contrair o músculo distendido.

Veja mais sobre os danos da vibração ao corpo humano no Capítulo 5.

» Clima de interiores

O termo **clima** se aplica às condições físicas do ambiente onde vivemos e trabalhamos. É fundamental destacar que o clima não consiste apenas em temperatura do ar, mas é um índice desenvolvido por Yaglou em 1927 com o intuito de apreciar o **conforto térmico**. É definida como a temperatura ambiente com ar calmo, saturado em vapor d'água que produz a mesma sensação térmica do ambiente estudado. A determinação da temperatura efetiva é obtida por meio da introdução em ábaco específico dos seguintes parâmetros: temperatura do ar, temperatura de bulbo úmido e velocidade do ar.

Segundo Kroemer e Grandjean (2005), o clima consiste:

- » Na temperatura do ar
- » Na temperatura das superfícies no entorno
- » Na umidade do ar
- » No movimento do ar
- » Na qualidade do ar

Uma pessoa dificilmente nota o clima do interior de uma sala enquanto ele é "normal", mas quanto mais ele desvia de um padrão de conforto, tanto mais ele atrai a atenção. A sensação de desconforto pode aumentar de um simples desconforto até a dor, como vimos no Capítulo 2.

» CURIOSIDADE

O desconforto térmico é um sistema biológico prático em todos os animais de sangue quente, que os estimula a tomar as medidas necessárias para restaurar o equilíbrio de calor. Um animal pode apenas reagir, procurando outro lugar que não seja nem tão quente nem tão frio, e pode aumentar ou reduzir o metabolismo, alterando o nível de atividade muscular, mas o ser humano tem a vantagem do uso de roupas, além de poder modificar o meio ambiente por meio de tecnologia.

O desconforto gera alterações funcionais que podem afetar todo o corpo. O superaquecimento gera cansaço e sonolência, redução do desempenho físico e aumento de erros. A redução da atividade faz o corpo produzir menos calor internamente. Ao contrário, super-resfriamento gera superatividade, que reduz o estado de alerta e concentração, particularmente nas atividades mentais. Nesse caso, a estimulação para uma maior atividade gera a produção de mais calor interno (KROEMER; GRANDJEAN, 2005).

O **equilíbrio térmico**, ou seja, quando a quantidade de calor recebida pelo organismo é semelhante à quantidade de calor cedida ao ambiente, é uma condição inicial, mas não suficiente, para assegurar o conforto térmico.

Segundo Kroemer e Grandjean (2005), para assegurar o conforto térmico, as seguintes recomendações podem ser aplicadas ao trabalho sedentário que envolve pouco ou nenhum esforço manual:

1. A temperatura do ar, no inverno, deve estar entre 20 e 21°C e, no verão, entre 20 e 24°C.
2. As temperaturas das superfícies dos objetos adjacentes devem estar na mesma temperatura do ar – não mais de 2 ou 3°C de diferença. Nenhuma superfície (p.ex., a parede externa da sala) deve ser mais do que 4°C mais fria do que o ar dentro da sala.
3. A umidade relativa do ar na sala não deve cair a menos de 30% no inverno, para não gerar problemas de ressecamento no trato respiratório. No verão, a umidade relativa natural geralmente flutua entre 40 e 60% e é considerada confortável.
4. A movimentação do ar na região entre a cabeça e os joelhos não deve exceder 0,2 m/s.
5. Deve-se ressaltar que as preferências quanto à temperatura do ar podem diferir ligeiramente de um país para outro, principalmente por causa das diferenças das roupas e dos hábitos.

Em uma indústria, o conforto térmico é obtido com a temperatura média da pele a aproximadamente 33°C, entretanto, a Norma ISO 9241 indica temperaturas de 20 a 24°C no inverno e de 23 a 26°C no verão, com umidade relativa oscilando entre 40 e 80%. Os funcionários podem sentir sonolência acima de 24°C; abaixo de 18°C, as pessoas que atuam de forma mais estática podem sentir tremores. Além da temperatura do ambiente e da umidade relativa do ar, a velocidade do vento também influi no conforto térmico. Em ambientes quentes, a ventilação auxilia a retirar, por convecção, o calor gerado pelo corpo. Outro ponto importante da ventilação é sua capacidade de remover o ar contaminado nos recintos industriais (IIDA, 2005).

Garcia (2014) relata aspectos dos Artigos 176 e 177 da Consolidação das Leis de Trabalho (CLT), ressaltando que os locais de trabalho devem apresentar **ventilação natural** apropriada à atividade efetuada. Em casos onde a ventilação natural não preencher as condições de conforto térmico, é obrigatório o emprego da ventilação artificial. Quando as instalações geradoras de frio ou de calor apresentarem desconforto ambiental, os trabalhadores serão obrigados a usar traje apropriado para o trabalho. Demais medidas, como capelas, anteparos, paredes duplas, isolamento térmico e recursos similares, poderão ser adotadas, desde que haja proteção contra as radiações térmicas.

> **» DICA**
> A temperatura é um aspecto fundamental no meio laboral. É muito difícil se concentrar num ambiente de frio ou de calor intenso. Ambas as situações são extremamente desconfortantes e prejudicam o rendimento do trabalhador, seja nos escritórios ou nos chãos de fábrica.

> **» PARA SABER MAIS**
>
> A resolução RE nº 176, de 24 de junho de 2000, da Agência Nacional de Vigilância Sanitária – ANVISA, dispõe sobre os padrões referenciais de qualidade do ar no interior de ambientes de uso público e coletivo climatizados artificialmente para evitar a Síndrome do Edifício Doente (SED). O termo foi cunhado pela Organização Mundial de Saúde (OMS) para designar a condição observada em pessoas que passam grande parte do seu tempo dentro de ambientes impróprios, mal ventilados e mal construídos. Saiba mais sobre as doenças relacionadas ao trabalho no Capítulo 4.

> **ATENÇÃO**
> O consumo de água é muito importante. Garcia (2014) adverte que nos locais de trabalho deve ser disponibilizada água potável, em condições de higiene e em recipientes individuais, com a instalação de bebedouros nos locais que contam com rede de abastecimento de água. Os bebedouros precisam conter jatos e guarda protetora, sendo vetada sua instalação em pias ou lavatórios. A proporção é de 1 bebedouro por 50 pessoas, conforme a NR 24.

Ergonomia organizacional

Há quase 100 anos, o industrial americano Andrew Carnegie disse: "Leve meu pessoal, mas deixe minhas fábricas e logo o mato crescerá no chão do prédio. Leve minhas fábricas, mas deixe meu pessoal e logo teremos uma fábrica nova e melhor". Empresas não são edifícios, maquinário ou ativos financeiros: são as pessoas que nelas trabalham. As empresas são entidades humanas. Portanto, é necessário cuidar dos funcionários, não apenas cultivando um ambiente organizacional que não comprometa sua saúde física, mas que também priorize a comunicação. É disto que se trata a macroergonomia: possibilitar que o trabalhador se torne um agente de transformações, o que se conhece como **ergonomia participativa**.

A ergonomia organizacional é baseada em um método participativo, em que todos os funcionários envolvidos contribuem para que as intervenções ergonômicas tenham maior assertividade, o que reduz a margem de erros em sua criação e tem melhora e aceitação porque foi construído junto com os trabalhadores.

Embora seja relativamente recente, como vimos no Capítulo 1, estudos já mostram que a macroergonomia traz para as empresas a possibilidade de se avaliar a estrutura organizacional de forma holística e participativa, detectando possibilidades de melhoria que vão além dos aspectos puramente ergonômicos, visto que parte da visão integrada da organização passa pelo processo até chegar ao posto de trabalho. Para isso, tem como uma das premissas o envolvimento dos colaboradores, tanto da alta gerência quanto dos funcionários subordinados.

Há diversas maneiras de abordarmos a macroergonomia, mas aqui partiremos de conceitos-chave do comportamento organizacional para analisá-la.

NA HISTÓRIA

A macroergonomia tem suas raízes nos Estados Unidos: surgiu como resposta das empresas americanas ao aumento das vendas de produtos industriais japoneses, que as fez reconhecer a necessidade de mudança. Essas mudanças indiscutivelmente precisariam passar pelo processo de aceitação e institucionalização por parte de todos os que estivessem envolvidos (VIDAL, 2003). É tida como o estágio mais recente da Ergonomia e consiste na tecnologia de interface entre o ser humano, a máquina, a organização e o ambiente, trazendo novas visões sobre o estudo do trabalho com base nessa relação.

> **IMPORTANTE**
> Para Fares (2003), o diálogo entre os membros da organização, independentemente da classe hierárquica, promove um clima amistoso entre os funcionários.

Contexto organizacional

Segundo Siqueira et al. (2008), diagnosticar como os trabalhadores avaliam o seu ambiente de trabalho se constitui em um importante desafio para as abordagens das ciências do trabalho. Dessa forma, captar, tratar e analisar as representações que os indivíduos fazem de seu contexto de trabalho pode ser um diferencial, em certa medida um requisito, para a adoção de mudanças que visem promover o bem-estar no trabalho, bem como a eficiência e a eficácia dos processos produtivos.

Os autores propõem um método de análise do contexto de trabalho cujas dimensões analíticas fornecem as bases para se compreender a atividade de trabalho dos indivíduos (Quadro 3.1). Trata-se do **Contexto de Produção de Bens e Serviços** (CPBS). Suas dimensões analíticas têm servido de suporte conceitual para desenvolver e executar inúmeras pesquisas da área ergonômica.

Quadro 3.2 » Dimensões, definição e componentes do CPBS

Dimensões analíticas	Definição	Componentes
Organização do trabalho	É constituída pelos elementos prescritos (formal ou informalmente) que expressam as concepções e as práticas de gestão de pessoas e do trabalho presentes no local de produção e que balizam seu funcionamento.	• Divisão do trabalho: hierárquica, técnica, social • Produtividade esperada: metas, qualidade, quantidade • Regras formais: missão, normas, dispositivos jurídicos, procedimentos • Tempo: duração da jornada, pausas e turnos • Ritmos: prazos e tipos de pressão • Controles: supervisão, fiscalização e disciplina • Características das tarefas: natureza e conteúdo
Condições de trabalho	É constituída pelos elementos estruturais que expressam as condições de trabalho presentes no local de produção e que caracterizam sua infraestrutura e apoio institucional.	• Ambiente físico: sinalização, espaço, ar, luz, temperatura, som • Instrumentos: ferramentas, máquinas, documentação • Equipamentos: materiais arquitetônicos, aparelhagem, mobiliário. • Matéria-prima: objetos materiais/simbólicos, informacionais • Suporte organizacional: informações, suprimentos, tecnologias
Relações socioprofissionais	É constituída pelos elementos interacionais que expressam as relações socioprofissionais de trabalho presentes no local de produção e que caracterizam sua dimensão social.	• Interações hierárquicas: chefias imediatas, chefias superiores. • Interações coletivas intra e intergrupos: membros da equipe de trabalho, membros de outros grupos de trabalho. • Interações externas: usuários, consumidores, representantes institucionais (fiscais, fornecedores).

Fonte: Siqueira et al. (2008).

As dimensões do CPBS fornecem uma boa estrutura para a análise macroergonômica. As condições de trabalho, analisadas na seção "Ergonomia ambiental", e a organização do trabalho são normalmente mais fáceis de analisar do que as relações socioprofissionais, que exigem, como vimos no Capítulo 1, um acompanhamento do dia a dia da organização. Conceitos como clima e cultura organizacionais são importantes aliados numa análise ergonômica das relações socioprofissionais. A compreensão desses conceitos amplia as possibilidades do ergonomista, visto que, não raro, as raízes de problemas ergonômicos estão fincadas no arenoso terreno dos processos organizacionais.

> **DICA**
> O clima organizacional pode influenciar a satisfação e o rendimento no trabalho, bem como a motivação dos trabalhadores. Funciona como regulador da produtividade dos funcionários e da empresa como um todo (TORO, 2001). Um melhor conhecimento do clima organizacional pode colaborar para a melhoria da qualidade de vida do homem no trabalho e para a otimização do desempenho das organizações (SIQUEIRA; GOMIDE JUNIOR, 2004).

> **NO SITE**
> Você sabia que pressão para entregar relatórios, para atingir metas, assédios moral e sexual estão entre os principais motivos para o aumento do pedido de auxílio-doença nos casos de depressão no ambiente de trabalho? Acesse o ambiente virtual de aprendizagem Tekne para saber mais sobre o assunto.

Clima organizacional

Toda organização deve saber que, sem condições adequadas de trabalho, não há empresa que se sustente. Tais condições vão muito além de bons equipamentos e melhores salários: incluem aspectos sociais, culturais e humanitários.

Para avaliar as condições organizacionais, é preciso conhecer o **clima organizacional**, que constitui o meio interno, os aspectos emocionais, as peculiaridades de cada organização e a atmosfera humana onde as pessoas executam suas tarefas, sendo possível analisar o ambiente integrado como um todo, ou apenas um setor.

Segundo Siqueira et al. (2008, p. 31):

> Clima organizacional é um conceito importante para a compreensão do modo como o contexto do trabalho afeta o comportamento e as atitudes das pessoas neste ambiente, sua qualidade de vida e o desempenho da organização. Fala-se em clima organizacional para referir-se às influências do ambiente interno de trabalho sobre o comportamento humano. Devido às rápidas mudanças que vêm ocorrendo nos anos da globalização, as empresas têm tentado conhecer melhor a dinâmica da vida organizacional, buscando identificar como trabalhadores expostos a uma série de estímulos oriundos da organização e do ambiente de trabalho têm percepções similares e atribuem significados semelhantes aos aspectos importantes da vida organizacional.

Como o clima organizacional é formado por percepções e interpretações – a respeito das atividades, do ambiente e das políticas organizacionais – compartilhadas pelos trabalhadores, trata-se de um conceito fundamental para a análise ergonômica. Essas percepções e interpretações têm alto valor para o ergonomista, pois permitem que ele obtenha um diagnóstico verossímil das condições organizacionais.

Para se avaliar a percepção do funcionário a respeito das condições organizacionais, pode-se utilizar a **Escala de Clima Organizacional** (ECO). A ECO é uma escala multidimensional construída e validada com o objetivo de avaliar a percepção do trabalhador sobre várias dimensões do clima organizacional. Para conhecê-la melhor e saber como aplicá-la, consulte o livro *Medidas do comportamento organizacional: ferramentas de diagnóstico e de gestão* (SIQUEIRA et al., 2008).

Cultura organizacional e valores culturais

Como comentamos no Capítulo 1, muitos problemas de ordem ergonômica podem estar relacionados à cultura organizacional da empresa. Mas o que é exatamente cultura organizacional?

A **cultura organizacional** consiste em pressupostos compartilhados – um elemento mais profundo que alguns especialistas acreditam ser a essência da cultura empresarial. Os pressupostos compartilhados são percepções inconscientes dadas como certas ou protótipos de comportamento ideais, que são considerados a maneira correta de pensar e agir em relação aos problemas e às oportunidades. Esses pressupostos são tão profundamente arraigados que você provavelmente não os descobriria a partir de uma pesquisa com os funcionários. Apenas ao observá-los, analisando suas decisões e os interrogando sobre suas ações, esses pressupostos virão à tona.

De acordo com Siqueira et al. (2008), a cultura organizacional se manifesta em três níveis diferentes: artefatos visíveis, valores e pressupostos básicos.

> A arquitetura, a linguagem, a tecnologia, a maneira de se vestir e os documentos públicos, isto é, os aspectos visíveis da organização caracterizam os artefatos. Neste primeiro nível da cultura, os elementos

culturais são de fácil observação, mas de difícil interpretação, uma vez que a lógica a eles subjacente nem sempre é explicitada, o que dificulta sua compreensão. No segundo nível encontram-se os valores esposados, que consistem em justificativas utilizadas para explicar e predizer os atos dos membros da organização. Tais valores ganham visibilidade por meio das metas, filosofias, normas e regras de comportamento que especificam como as "coisas" devem ser. No último nível da cultura organizacional estão as crenças, as percepções e os sentimentos inquestionáveis, quase sempre inconscientes, que caracterizam os pressupostos básicos, responsáveis pelo modo com que os membros sentem, percebem e pensam a organização. O processo de introjeção desses pressupostos é longo e advém do enfrentamento de problemas e de sua adequada solução. Eles surgem, assim, após longo processo de aprendizagem e passam a fazer parte da visão de mundo dos membros da organização. Segundo Schein (1992), este nível é o mais difícil de ser decifrado, muito embora ele constitua a essência da cultura, por se encontrar associado a elementos menos discutíveis e confrontáveis que os valores esposados e os artefatos. (SIQUEIRA et al., 2008, p. 122.)

Não conseguimos enxergar diretamente os valores e pressupostos compartilhados de uma empresa. Em vez disso, deciframos a cultura organizacional indiretamente por meio de artefatos. **Artefatos** são símbolos e sinais observáveis da cultura de uma empresa, por exemplo, a maneira como seus visitantes são saudados, seu arranjo físico e como seus funcionários são recompensados. Alguns especialistas sugerem que os artefatos são a essência da cultura organizacional, enquanto a maior parte deles os encara como símbolos ou indicadores da cultura. De qualquer forma, os artefatos são importantes porque reforçam e apoiam potencialmente as mudanças na cultura de uma organização (McSHANE; VON GLINOW, 2013).

Um ponto-chave da análise ergonômica organizacional com foco na cultura empresarial diz respeito à cultura adaptativa, que está diretamente relacionada à satisfação dos funcionários e, consequentemente, é de interesse para o ergonomista.

A **cultura adaptativa** existe quando os funcionários são receptivos à mudança – assumem que a empresa precisa se adaptar continuamente ao ambiente externo e que eles mesmos precisam ser flexíveis em seus respectivos papéis na empresa. Os funcionários em uma cultura adaptativa adotam uma perspectiva na qual a sobrevivência e o sucesso da organização requerem adaptação permanente ao ambiente externo, que muda continuamente. Desse modo, os funcionários nas culturas adaptativas assumem a responsabilidade pelo desempenho da empresa e pelo seu alinhamento com o ambiente externo.

Uma cultura adaptativa tem uma forte orientação para a aprendizagem, pois ser receptivo à mudança significa necessariamente que a empresa também apoia a descoberta orientada para a ação. Com uma orientação para a aprendizagem, os funcionários são receptivos às novas oportunidades de aprendizagem, experimentam produtivamente novas ideias e práticas, encaram os erros razoáveis como parte natural do processo de aprendizagem e questionam continuamente as práticas anteriores (McSHANE; VON GLINOW, 2013).

Como podemos ver, portanto, a análise da cultura organizacional é muito fértil para a ação ergonômica, em especial para a de modernização, que se preocupa com a adaptação do trabalhador a mudanças tecnológicas e culturais da organização.

» Satisfação no trabalho

A satisfação no trabalho, uma avaliação que a pessoa faz do seu emprego e do contexto profissional, provavelmente é a atitude mais estudada no comportamento organizacional. Trata-se de uma

> » **DICA**
> Em uma cultura adaptativa, a receptividade à mudança se estende para os processos e papéis internos. Os funcionários apoiam a mudança dos processos de trabalho internos, bem como a flexibilidade em suas próprias funções profissionais.

> » **PARA SABER MAIS**
> Para conhecer a IBACO, uma ferramenta que pode lhe ajudar a conhecer melhor a cultura organizacional de determinada empresa, consulte o livro *Medidas do comportamento organizacional: ferramentas de diagnóstico e de gestão* (SIQUEIRA et al., 2008).

apreciação das características percebidas do trabalho, do respectivo ambiente e das experiências emocionais nele vividas. Os funcionários satisfeitos têm avaliações favoráveis de seus empregos, baseadas em suas observações e experiências emocionais. A satisfação no trabalho pode ser mais bem visualizada como uma coleção de atitudes a respeito de diferentes aspectos do contexto de emprego e trabalho. Você pode gostar dos seus colegas de trabalho, mas pode estar menos satisfeito com a sua carga de trabalho, por exemplo.

Aferir o nível de satisfação dos trabalhadores poderia ser uma estratégia para monitorar o quanto as empresas conseguem, ou não, promover e proteger a saúde e o bem-estar de seus funcionários. Os sentimentos que emergem no contexto de trabalho podem se irradiar para a vida pessoal, familiar e social dos indivíduos e influenciar seus níveis de bem-estar e até sua saúde física e mental (SIQUEIRA et al., 2008).

>> Atividades

1. A ergonomia ambiental trata de componentes das condições de trabalho, como clima, ruído, etc. Falar em condições de trabalho significa referir-se apenas às características do ambiente físico da organização? Em caso de resposta negativa, elenque o que as condições organizacionais englobam.

2. Explique, com suas palavras, o que é ergonomia ambiental e qual é a importância de conhecê-la para a análise macroergonômica.

3. A NR 17 – Ergonomia versa sobre as condições ambientais do posto de trabalho. Escolha um dos subitens da seção 17.5. e o explique com suas palavras, dando exemplos e embasamento teórico, com base no que foi estudado neste capítulo.

4. Por que o ergonomista deve se preocupar com o conforto do usuário? O que o desconforto no ambiente de trabalho pode acarretar ao funcionário?

5. Elenque três consequências da iluminação inadequada do ambiente de trabalho. Em seguida, discuta com seu colega que correções na iluminação poderiam evitá-las.

6. "Quanto mais luz melhor." Essa afirmação é verdadeira? Por quê?

7. Descreva o que é ofuscamento, seus tipos e dê exemplos.

8. Suponha um consultório médico onde uma secretária trabalha o dia inteiro na frente do computador. O ambiente tem bastante iluminação natural, com uma grande janela exatamente atrás da secretária. Em alguns momentos, o sol reflete na tela do seu computador, causando ofuscamento indireto. Como você resolveria esse problema?

9. Descreva ruído e qual é a importância de seu estudo para a ergonomia.

10. Suponha uma reforma em um hospital que não pode ficar fora de funcionamento. Embora seja do lado de fora do estabelecimento, os ruídos causados pelas britadeiras causam enorme desconforto aos funcionários do andar térreo do hospital, que felizmente não abriga qualquer quarto, apenas a recepção. O que pode ser feito para que esses funcionários não sejam perturbados pelos ruídos da reforma, considerando que ela durará seis meses e que eles não podem utilizar protetores auriculares, visto que devem atender aos visitantes?

11. O que a exposição recorrente a vibrações no posto de trabalho pode causar à saúde do trabalhador?

12. É correto dizer que o clima do ambiente consiste da temperatura do ar? Por quê?

13. O que é desconforto térmico?
14. Por que podemos dizer que a macroergonomia se trata da ergonomia participativa?
15. É correto dizer que nem sempre, em uma análise ergonômica, a opinião do funcionário importa? Por quê?
16. Uma análise puramente microergonômica do trabalho pode ser mais útil do que uma análise puramente macroergonômica? As duas são excludentes ou podem coexistir?
17. Escreva as três dimensões do Contexto de Produção de Bens e Serviços e, com suas palavras, defina-os e cite três componentes de cada.
18. Qual é a diferença entre contexto organizacional e clima organizacional?
19. Qual é a diferença entre clima organizacional e cultura organizacional?
20. Por que é importante que o ergonomista conheça conceitos como clima e cultura organizacionais? Após conhecê-los, você acha que está mais preparado para fazer uma análise macroergonômica? Por quê?
21. Descreva, com suas palavras, o que é cultura organizacional.
22. O que são artefatos? Por também terem relação com o ambiente físico, é correto afirmar que deveriam ser estudados como parte da ergonomia ambiental? Por quê?
23. Qual é a importância da cultura adaptativa para a análise ergonômica?
24. É possível se sentir satisfeito com seu trabalho e ainda ter observações negativas a respeito de algum fator, como ambiente ou chefia? Explique.

» capítulo 4

Ergonomia cognitiva

A ergonomia cognitiva, também conhecida como engenharia psicológica, ocupa-se da análise dos processos mentais, como percepção, memória, raciocínio e resposta motora conforme afetam a relação entre o homem e outros elementos de um sistema. Trata-se de um campo de estudo interdisciplinar, mas seu objetivo primeiro é tornar as soluções tecnológicas compatíveis às necessidades e características dos usuários. Neste capítulo, conheceremos melhor as atividades mentais que são importantes para a análise ergonômica, bem como os conceitos mais importantes da interação humano-máquina.

Objetivos de aprendizagem

» Definir atividade mental no âmbito do trabalho.
» Explicar por que a captação da informação, a memória e a manutenção do estado de alerta são processos mentais de suma importância para o ergonomista.
» Identificar as etapas do processamento de informação no sistema humano-máquina.
» Reconhecer a importância da interface no projeto de produtos.
» Identificar mostradores e controles adequados a cada atividade de trabalho.
» Conceituar e aplicar o *ergodesign*.

» A atividade mental e a realização de trabalho

Como vimos no Capítulo 1, antigamente o trabalho era tido como uma atividade basicamente física, com pouca ou nenhuma participação intelectual daqueles que trabalhavam no chão de fábrica. Hoje, inclusive pelo crescente intercâmbio cognitivo entre homem e máquina – que eclodiu a partir do término da Segunda Guerra Mundial –, sabe-se que alguns trabalhos exigem bastante atividade mental, sem, no entanto, serem classificados na categoria de trabalho cerebral, como, por exemplo, processamento de informação, trabalho de supervisão e tomada de decisões importantes. Além disso, esse tipo de trabalho não é restrito aos trabalhadores com cargos administrativos, burocráticos ou de gerenciamento, mas geralmente é delegado a operadores manuais. Assim, a expressão **atividade mental** é um termo geral para qualquer trabalho no qual a informação precisa ser processada de alguma forma pelo cérebro. Tal atividade pode ser dividida em duas categorias:

Trabalho cerebral, no sentido restrito. Processo de pensamento que exige criatividade em um menor ou maior grau. Como uma regra, a informação recebida precisa ser comparada e combinada com o conhecimento já armazenado no cérebro, e ser aprendida na sua nova forma. Fatores decisivos incluem o conhecimento, a experiência, a agilidade mental e a habilidade de pensar e formular novas ideias. Exemplos incluem a construção de máquinas, o planejamento de produção, o estudo de casos, extraindo os fatos essenciais e sumarizando-os, o fornecimento de instruções e a escrita de relatórios.

Processamento de informação como parte do sistema humano-máquina. O processamento de informação como parte do sistema humano-máquina consiste em *perceber*, *interpretar* e *processar* a informação transmitida pelos órgãos dos sentidos. Esse processamento consiste na combinação de nova informação com o que já é sabido, fornecendo a base para a tomada de decisão. Por exemplo: considere um mostrador que veicula informação sobre o progresso da produção; o operador

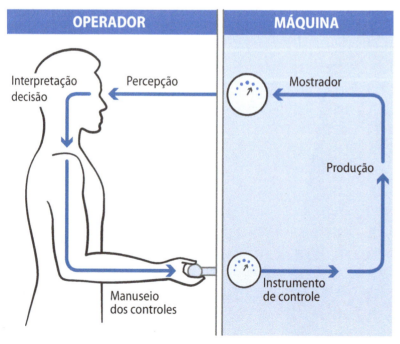

Figura 4.1 O processamento de informação no sistema humano-máquina.
Fonte: Adaptada de Kroemer e Grandjean (2005).

» **DEFINIÇÃO**
A **ergonomia cognitiva** estuda como a cognição humana afeta e é afetada pelos processos de trabalho, buscando compatibilizar soluções técnicas às características e necessidades dos usuários.

» **ASSISTA AO VÍDEO**
Acesse o ambiente virtual de aprendizagem Tekne (**www.bookman.com.br/tekne**) para assistir a um vídeo que dá mais detalhes sobre a ergonomia cognitiva.

percebe essa informação e precisa entendê-la e acessá-la corretamente. Com base na sua *interpretação* e no *conhecimento prévio* adquirido, o ser humano *toma uma decisão*. O próximo passo é comunicar sua decisão à máquina por meio de controles (KROEMER; GRANDJEAN, 2005).

A cognição também pode ser descrita em termos de tipos específicos de processos, como atenção, percepção, memória, aprendizado, leitura, fala e audição, resolução de problemas, planejamento, raciocínio e tomada de decisões. É importante notar que muitos desses processos cognitivos são interdependentes: vários podem estar envolvidos em uma determinada atividade. É raro que ocorram de forma isolada.

Como vimos no Capítulo 1, os processos, ou atividades, mentais mais importantes para a ergonomia são a captação da informação, a memória e a manutenção do estado de alerta, embora inúmeros outros ocorram no cotidiano de trabalho e também mereçam a atenção do ergonomista. Aqui, apresentaremos os três principais, citando outros processos quando julgado necessário.

>> Captação da informação

A captação da informação é um processo complexo que envolve outros processos cognitivos, como a memória, a atenção e a linguagem. A visão é o sentido mais dominante, seguido pela audição e pelo tato. Com relação ao projeto de ambientes e equipamentos, é importante apresentar informações de maneira que possam ser facilmente percebidas na forma pretendida.

Há basicamente duas teorias sobre a captação da informação: a teoria da informação e a teoria da capacidade de canal.

A **teoria da informação**, criada por Shannon e Weaver (1949), apresenta um modelo matemático que representa quantitativamente a transferência da informação. As autoras cunharam o termo *bit* (*binary unit*) para a menor unidade de informação. A definição mais simples de um *bit* é: uma quantidade de informação transmitida por uma de duas opções alternativas. Por exemplo, nos tempos antigos, uma piscada de luz de uma torre poderia significar "inimigo chegando pelo mar", enquanto duas piscadas poderia significar "inimigo chegando por terra". Essas alternativas de informação são um *bit*. Quando se tem mais do que duas opções, com probabilidades variadas, a situação se torna bem mais complicada. Essa teoria é válida apenas para situações comparativamente simples, que podem ser divididas em unidades de informação e sinais codificados (KROEMER; GRANDJEAN, 2005).

Essa teoria, portanto, tem suas limitações quando aplicada aos seres humanos. Consideremos a interação interpessoal, por exemplo, por meio da fala. Segundo o modelo cibernético de comunicação criado por Shannon e Weaver, a linguagem seria um cano, um tubo, um conduto que, não estando furado ou entupido, nos permitiria enviar, transmitir ideias, pensamentos, sentimentos de uma mente a outra. No entanto, sabemos que não é bem assim, pois isso desconsidera a subjetividade de cada um.

> ## >> PARA REFLETIR
>
> Modelos baseados em uma concepção matemática descrevem a comunicação como análoga às operações de uma máquina de processamento de informações: ocorre um evento no qual uma fonte ou emissor transmite um sinal ou mensagem por meio de um canal até algum destino ou receptor. No entanto, o processamento de informações pelo ser humano não pode ser resumido dessa forma, visto que ela desconsidera as diferenças individuais inatas e adquiridas de cada um. Assim, é preciso projetar ambientes e equipamentos levando essas diferenças em consideração, pesquisando a respeito do público-alvo.

A **teoria da capacidade de canal** se baseia na comparação da captação da informação com a capacidade de um canal. Segundo ela, os órgãos dos sentidos enviam certa quantidade de informação pela extremidade de entrada do canal e o que sai na extremidade de saída depende da capacidade do canal. Se a quantidade de entrada de informação é pequena, tudo é transmitido pelo canal, mas se a quantidade aumenta, rapidamente alcança um limiar, além do qual a informação de saída do canal não é mais uma função linear com a quantidade de informação fornecida. Esse limiar é denominado "capacidade de canal" e pode ser determinado experimentalmente por uma variedade de diferentes tipos de informação visual e acústica.

Os seres humanos têm uma grande capacidade de canal para informação comunicada por meio de palavras. Foi calculado que um vocabulário de 2.500 palavras requer uma capacidade de canal de 34 a 42 bits/s. Essa capacidade é muito modesta quando comparada com a capacidade de canal de um cabo telefônico, que comporta até 50.000 bits/s. Na vida diária, a informação é maior do que a capacidade de canal do sistema nervoso central, de forma que tem que ocorrer uma considerável "redução de processamento". Apenas uma fração de minutos da informação disponível é conscientemente absorvida e processada pelo cérebro (KROEMER; GRANDJEAN, 2005).

> **» DEFINIÇÃO**
> A **memória** é o processo pelo qual a informação adquirida por meio do aprendizado é armazenada e recuperada. Sem a memória, repetiríamos os erros e seríamos incapazes de aprender. Da mesma forma, não seríamos capazes de repetir os nossos sucessos ou realizações, exceto por acaso.

» Memória

A memória é o processo de armazenamento da informação no cérebro. Em geral, apenas parte da informação é selecionada, após ter sido processada. Não se sabe como essa seleção ocorre, mas se sabe que o processo está sujeito a emoções do momento, e pode-se presumir que a informação a ser armazenada deve ter alguma relevância para o que já está lá. Cada pessoa determina o que é o subjetivamente relevante e o que não é (KROEMER; GRANDJEAN, 2005).

Podem-se distinguir dois tipos de memória:

1. Memória de curta duração ou memória recente.
2. Memória de longa duração.

A **memória de curta duração** compreende a recordação imediata de ocorrências instantâneas, até a lembrança de eventos que ocorreram há alguns minutos ou a uma ou duas horas. A lembrança de eventos de meses ou anos atrás advém da **memória de longa duração**. Itens de informação que se tornam parte da memória deixam traços em certas áreas do cérebro. A informação então armazenada pode ser voluntariamente recuperada, embora lamentavelmente nem sempre tão completa quanto se deseja (KROEMER; GRANDJEAN, 2005).

» Manutenção do estado de alerta

Algumas atividades na indústria e no transporte, como dirigir ou voar, exigem concentração contínua, que demanda bastante esforço cognitivo. **Concentração contínua** é a habilidade de manter um determinado nível de alerta por um tempo prolongado. Vigilância é outro termo para essa habilidade, que se mostrou muito importante durante a Segunda Guerra Mundial, quando foi notado que a frequência de observação de submarinos nas telas do radar, feita pelo pessoal de serviço, diminuía com a duração da vigília. A metade das ocorrências eram reportadas durante os primeiros 30 minutos de observação; durante os 30 minutos subsequentes, as observações reportadas caíram para 23%, depois para 16% e, finalmente, para 10%. Obviamente, a atenção diminuía com a duração do turno de vigília. Essa experiência de guerra gerou uma série de estudos sobre atenção, que foi denominada "pesquisa sobre vigilância".

Sob o ponto de vista fisiológico, há suporte para se acreditar que a concentração contínua depende do estado funcional, isto é, do nível de atividade do córtex cerebral. É um equilíbrio dinâmico controlado por uma variedade de influências e por estímulos que excitam ou amortecem uma atividade. Sem dúvida, o sistema de ativação da formação reticular também tem um papel decisivo, mas ele certamente não é o único fator eficiente. Existem boas razões para assumir que outros processos neurofisiológicos afetam o nível de atividade e, portanto, o grau de concentração contínua (KROEMER; GRANDJEAN, 2005).

> **» PARA REFLETIR**
>
> Sabe-se que o pensamento e outros processos mentais são menos efetivos conforme o tempo passa. Sabe-se que, quanto mais tempo se lê, mais difícil é captar a informação e mais frequente é a necessidade de ler uma passagem de novo, até que as palavras façam sentido. Quem nunca sentiu a perda de atenção durante uma palestra longa e entediante?

A seguir estão listados alguns dos fatores que prejudicam a concentração contínua. Alguns podem ser tratados como consequências de outros, mas tentamos organizá-los para melhor compreensão pelo leitor.

Fadiga

Trata-se de um estado familiar a todos nós. O termo em geral denota uma perda de eficiência e um desinteresse para qualquer atividade, mas não é um estado único e definido. A fadiga mental, a que nos interessa aqui, é induzida pelo excesso de trabalho intelectual ou mental e agravada por condições inapropriadas no ambiente de trabalho ou por interfaces não amigáveis (saiba mais sobre interfaces na seção "Interface e dispositivos de navegabilidade").

Qualidade e quantidade do trabalho

A qualidade e a quantidade do trabalho são, às vezes, usadas como uma medida indireta da fadiga industrial. A quantidade de trabalho pode ser expressa como o número de itens processados, o tempo utilizado para cada item ou, ao contrário, como o número de operações realizadas por unidade de tempo. A fadiga e o índice de produção estão certamente inter-relacionados até certo ponto, mas o último não pode ser usado como medida direta do primeiro, porque existem vários outros fatores a serem considerados: metas de produção, fatores sociais e atitudes psicológicas em relação ao trabalho. Às vezes, a fadiga precisa ser considerada em relação à qualidade do trabalho (trabalho mal feito, produtos com defeito, refugo) ou com a frequência de acidentes, mais uma vez, com a reserva de que a fadiga não é o único fator causal (KROEMER; GRANDJEAN, 2005).

Estresse ocupacional

Como vimos no Capítulo 1, estresse ocupacional é o estado emocional que resulta da discrepância entre o nível de demanda e a habilidade da pessoa em lidar com a questão. É, portanto, um fenômeno subjetivo, e existe no reconhecimento das pessoas a respeito da sua inabilidade de lidar com as demandas das situações de trabalho.

As pesquisas sobre os estressores ocupacionais chegaram ao conceito de ajuste entre pessoa e meio ambiente, ressaltando a importância do trabalho do ergonomista. A ideia é que o grau

> **» DICA**
> As atividades mentais dependem do suprimento da informação aferente e do uso da memória de curta e longa duração para a tomada de decisões. O projeto ergonômico adequado de sistemas de trabalho evita sobrecargas mentais, inclusive a perda ou a falsa interpretação de sinais, e facilita as ações corretas e rápidas.

de ajuste entre as características das pessoas e o ambiente pode determinar o bem-estar e o desempenho dos trabalhadores. Alguns autores distinguem o ajuste entre as necessidades das pessoas e a sua satisfação com base no ambiente de trabalho, outros se referem ao ajuste entre as demandas do ambiente de trabalho e as habilidades relevantes do trabalhador para atender essas demandas.

Segundo Kroemer e Grandjean (2005), pesquisas e considerações teóricas sugerem que as seguintes condições podem se tornar estressores no ambiente de trabalho:

1. *Controle do trabalho* é a participação da pessoa na determinação da sua própria rotina, incluindo o controle sobre o tempo e a supervisão dos processos de trabalho. Vários estudos sugerem que a falta de controle pode gerar estresse emocional e fisiológico.

2. *Suporte social* significa a assistência dos supervisores e colegas. O suporte social parece reduzir os efeitos adversos dos estressores, enquanto a falta de suporte aumenta a carga dos estressores.

3. *Sofrimento no trabalho* é principalmente relacionado ao conteúdo do trabalho e à carga de trabalho. É o estresse excessivo, percebido no trabalho e na carreira, e geralmente leva à insatisfação no trabalho.

4. *Demandas da tarefa e exigência de desempenho* são caracterizadas pela carga de trabalho, incluindo as demandas de atenção. Os prazos podem ser estressores importantes.

5. *Segurança no trabalho*, hoje, refere-se, principalmente, à garantia de emprego ou, ao contrário, à ameaça do desemprego. Muitos trabalhadores de escritório e de loja preocupam-se em serem desnecessários. É importante o reconhecimento da disponibilidade de ocupações alternativas ou similares e de que as habilidades da pessoa serão necessárias no futuro.

6. *Responsabilidade pela vida e pelo bem-estar de outras pessoas* pode ser uma carga mental muito pesada. Parece que os trabalhos de grande responsabilidade estão associados com um aumento da predisposição para úlcera péptica e pressão alta. A responsabilidade, em si, não é, provavelmente, o estressor-chave. A questão crucial é se a quantidade de responsabilidade excede a capacidade da pessoa.

7. *Problemas do ambiente físico* incluem ruído, iluminação pobre, clima ambiental interno e externo pouco prazeirosos e, também, escritórios pequenos, fechados ou muito populosos.

8. *Complexidade* é definida como o número de diferentes demandas envolvidas no trabalho. Trabalho repetitivo e monótono é geralmente caracterizado por uma falta de complexidade, que parece ser um importante fator da insatisfação no trabalho. Por outro lado, complexidade muito alta pode gerar sentimento de incompetência e gerar estresse emocional.

>> NO SITE
Você sabia que o estresse ocupacional pode ser a causa de aftas, gengivite e bruxismo? Acesse o ambiente virtual de aprendizagem Tekne para saber mais sobre o assunto e para ter acesso a um questionário que mede o nível de estresse ocupacional.

>> PARA REFLETIR

Qual é a relação entre a fadiga, o desempenho no trabalho e o nível de estresse? A reação do corpo humano a diferentes estresses pode ser medida de forma a subsidiar melhorias no trabalho e torná-lo menos laborioso. A pergunta feita pela indústria é, geralmente, se as condições de trabalho exigem demais dos operadores ou se os estresses envolvidos são fisiologicamente aceitáveis.

Discuta com seu colega se qualquer nível de estresse é inaceitável e deve ser evitado, ou se uma pequena carga de estresse aumenta a aspiração e a motivação, levando à melhoria das capacidades para alcançar as demandas.

Tédio

Um ambiente monótono é aquele que tem falta de estímulos. A reação do indivíduo à monotonia é chamada de tédio. **Tédio** é um estado mental complexo, caracterizado por sintomas de redução da ativação de centros nervosos com uma concomitante sensação de cansaço, letargia e redução do estado de alerta. Situações entediantes são comuns na indústria, transporte e comércio. Elas podem ser encontradas, por exemplo, em uma mesa de controle, se existem muito poucos sinais que o operador tem que responder.

Um maquinista pode estar numa situação similar, se os sinais forem muito distantes um do outro. Um exemplo de um trabalho monótono é ser encarregado de uma prensa de estamparia e ter que fazer exatamente a mesma operação, dez a trinta vezes por minuto, por horas e dias. Ocupações como essas são repetitivas, assim como monótonas e entediantes (KROEMER; GRANDJEAN, 2005).

Segundo Kroemer e Grandjean (2005), fatores pessoais têm um impacto considerável na incidência de tédio. A tendência ao tédio é maior nas seguintes pessoas:

1. Pessoas em estado de fadiga.
2. Trabalhadores não adaptados ao trabalho noturno.
3. Pessoas com baixa motivação e pouco interesse.
4. Pessoas com alto nível de educação, conhecimento e habilidade.
5. Pessoas bastante ativas, que buscam um trabalho demandante.

Ao contrário, as seguintes pessoas são bastante resistentes ao tédio:

1. Pessoas descansadas e alertas.
2. Pessoas que ainda estão aprendendo (p.ex., um aprendiz de motorista não tem tempo de ficar entediado).
3. Pessoas satisfeitas com seu trabalho, porque ele está adequado às suas habilidades.

» Sistemas humano-máquina

Um "sistema humano-máquina" significa que o ser humano e a máquina mantêm uma relação recíproca, como ilustrado na Figura 4.1.

Segundo Kroemer e Grandjean (2005), os componentes técnicos das máquinas são capazes de agir com alta velocidade e precisão, e podem exercer muita força. O ser humano é, por outro lado, vagaroso e gera pouca energia, apesar de ser muito mais flexível e adaptável. O ser humano e a máquina podem se combinar para formar um sistema muito produtivo, se suas qualidades forem usadas corretamente.

O controle das máquinas não era um grande problema até recentemente, quando o desenvolvimento da eletrônica resultou em controles mais elaborados e respostas mais rápidas, e a consequente necessidade de interpretação acurada da informação tornou a tarefa do operador mais delicada e mais demandante.

Como resultado, o fator humano nesse sistema tornou-se cada vez mais importante. Em um avião, a velocidade de reação do piloto pode ser vital; em um processo químico, estar alerta e tomar decisões corretas pode evitar uma catástrofe. Portanto, os sistemas humano-máquina modernos precisam ser ergonomicamente concebidos.

> **DICA**
> Lévy (1993) acredita que a interface tem grande valor cognitivo, pois nela o usuário adquire aprendizado, seja por instrução ou por descoberta que, por consequência, gera conhecimento.

»Interfaces

Segundo Galvanis apud Silva (1998), a **interface** é a zona de comunicação entre o usuário e o sistema. Ela registra mensagens acessíveis aos usuários (verbais, sonoras ou pictóricas e icônicas) e compreendidas pelo programa (gráficas, verbais, sinais elétricos). Contém dispositivos de entrada e saída de dados disponibilizados para o intercâmbio de mensagens (*mouse*, teclado, microfone, tela do monitor) e conta com o auxílio das zonas de comunicação capacitadas em cada dispositivo (barras de tarefas, teclas no teclado, áreas de trabalho e menus no monitor).

A adequação ao usuário, ou seja, a usabilidade, e a coerência são atribuições da **interface amigável**, que deve primar pela facilidade de comunicação, de uso e aprendizagem. Deve ser previsível e informativa, promover a execução das tarefas e transmitir segurança (MEURER, 20--?).

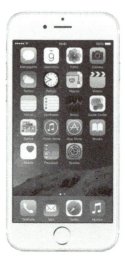

Figura 4.2 Interface amigável: Iphone 6, da Apple, Inc.
Fonte: Apple (c2015).

De acordo com Stefanelli (2002), na década de 1980, as interfaces gráficas substituíram as de texto, nas quais o usuário interagia com o computador por meio de comandos escritos. O modelo anterior era defasado e dificultava seu manuseio por usuários laicos, já que eles tinham que decorar todos os comandos e compreender suas peculiaridades.

Até meados da década de 1990, os projetistas se preocupavam em grande parte com o desenvolvimento de interfaces de usuário eficientes e eficazes para computadores *desktop* destinados a um único usuário. Isso envolvia descobrir a melhor forma de apresentar as informações em uma tela para que os usuários fossem capazes de executar suas tarefas, incluindo estruturar menus de fácil navegação, projetar ícones e outros elementos gráficos que pudessem ser facilmente reconhecidos e distinguidos entre si, e desenvolver caixas de diálogo lógicas que fossem fáceis de preencher. Avanços nas interfaces gráficas, no reconhecimento da fala, dos gestos e da escrita, juntamente com a chegada da internet, dos telefones celulares, das redes *wireless*, das tecnologias de sensores e de uma variedade de outras novas tecnologias que utilizam grandes e pequenas telas (*displays*) têm mudado os aspectos da interação humano-computador.

Por meio da interface, é possível determinar as táticas para o cumprimento da tarefa, além de ajudar, conduzir, alertar, orientar e apresentar retornos ao usuário, quando as interações acontecem. Uma das atribuições da interface, conforme Radfahrer (1999), é efetuar a transição entre o real e o digital, devendo ter características de transparência, naturalidade, praticidade e intuição.

Vidal (20--?) cita que a interface pode ser constituída de algum meio de interação entre o elemento humano e os demais integrantes do sistema de trabalho, sendo que as interfaces apropriadas ou "boas" atendem, de maneira coerente, integrada e conjunta, os preceitos de conforto, eficiência e segurança. Para o autor, cumprindo suas funções laborais, o indivíduo interage com vários elementos do sistema de trabalho, como "equipamentos, instrumentos, mobiliários", constituindo assim as "interfaces sensoriais, energéticas e posturais" com a empresa e o ambiente, compondo "interfaces ambientais, cognitivas e organizacionais".

>> PARA REFLETIR

Quantos produtos interativos existem em nosso cotidiano? Pense um pouco sobre o que você utiliza em um dia normal: telefone celular, computador, controle remoto, máquina de café, caixa eletrônico, impressora, iPod, calculadora, GPS, DVD, jogo de computador, etc. A lista é interminável. Agora pense sobre a usabilidade deles. Quantos realmente são fáceis e agradáveis de usar e não exigem muito esforço? Alguns, como o iPod, são ótimos. Outros podem ser muito frustrantes, como o projetor que, mesmo conectado, não reconhece o *laptop*. Por que há essa diferença?

Muitos produtos que requerem a interação do usuário foram projetados principalmente tendo o usuário em mente, como os *smartphones* e os *sites* de redes sociais. Geralmente eles são fáceis e agradáveis de usar. Outros, como a troca da visualização de um DVD para um canal de TV ou a definição do alarme de um relógio digital, não foram projetados tendo os usuários em mente; foram concebidos principalmente como sistemas para executar funções definidas. Mesmo que eles funcionem de forma eficaz, isso pode depender de como o sistema será utilizado pelas pessoas.

Para Gomes Filho (2010), as **interfaces interativas** atuam por meio de padrões conceituais mediados, explanados e constituídos por mecanismos visuais, sendo concebidas por imagens icônicas, como signos representados em desenhos, fotografias, ilustrações, gráficos, diagramas e símbolos. Em alguns casos, eles são sustentados pelos chamados "condutores de significados", ou seja, por textos explicativos. As interfaces contam com os dispositivos de navegabilidade e seus percursos de caminhos, com menus, janelas e *links* localizados em mostradores físicos ou digitais, como teclados, telas, monitores, adesivos e painéis. Também há o modo automático, pelo qual o instrumento segue o comando necessário. Por meio da interface interativa, é possível optar pelas formas de dispositivos a serem empregados, podendo ser manejados pelas pessoas, a exemplo das aberturas de menus e janelas.

> **>> ATENÇÃO**
> À ergonomia é atribuída a função de adequar as interações e procurar mecanismos para adaptar a atuação de forma a garantir conforto, eficiência e segurança, observando peculiaridades como habilidades e restrições individuais.

De acordo com Ascencio (2000), para haver maior interação humano-máquina, as interfaces devem apresentar as seguintes peculiaridades:

- » Diversidade de usuários: respeitar as necessidades individuais, com uma linguagem universal de interação.
- » Complacência: antever e recuperar possíveis falhas automaticamente. Em último caso, o usuário deve ser comunicado do erro e orientado como proceder para sanar tais entraves.
- » Eficiência: fornecer mecanismos para a automatização de tarefas repetitivas ou exaustivas ao usuário.
- » Conveniência: o acesso aos recursos do sistema deve ser facilitado e agilizado, evitando a necessidade de abrir diversos menus e janelas para efetuar a tarefa.
- » Flexibilidade: possibilitar acessibilidade aos recursos do sistema, buscando atender à variedade de usuários e oferecendo alternativas para efetuar a operação desejada.

» Consistência: facilidade de aprendizagem padronizando normas e regras para o sistema, se possível, mantendo a mesma interface para distintos sistemas.

» Prestatividade: dispor auxílio claro e preciso, buscando oferecer a familiarização ao usuário. O auxílio deve ocorrer sempre que o sistema verificar que o usuário enfrenta dificuldades de acesso.

» Imitação: buscar maior proximidade de linguagem com seu público-alvo.

» Naturalidade: a comunicação deve considerar condições próprias à operação a ser efetuada.

» Satisfação do usuário: facilidade, agilidade e prontidão.

» Passividade: o usuário deve ter o controle da tarefa, cabendo ao sistema adaptar-se às suas necessidades de forma passiva, transparente e invisível.

Mostradores

Um mostrador veicula informação para os órgãos do sentido humano utilizando um meio apropriado. Nos sistemas humano-máquina, trata-se geralmente da apresentação visual de processos dinâmicos, por exemplo, sobre as alterações de temperatura ou pressão durante um processo químico.

Segundo Carpes (2014), para definir os mostradores a serem utilizados, é preciso considerar suas aplicações, localizações e dimensões. Por exemplo: para mostradores que informam sobre rotação de motores de veículos, conhecidos como "conta-giros", devem-se evitar os modelos digitais, porque a variação de rotação não permitiria ler a rotação do motor com precisão, sendo mais adequado utilizar modelos analógicos.

» **DICA**
As letras pretas sobre um fundo branco são preferidas, porque os caracteres brancos tendem a sangrar sobre o fundo preto e este pode gerar forte contraste com o ambiente mais claro em sua volta (isso procede tanto para mostradores impressos quanto eletrônicos). Por outro lado, símbolos brancos aparecem melhor sob condições desfavoráveis de iluminação, especialmente se os símbolos e o ponteiro são luminosos.

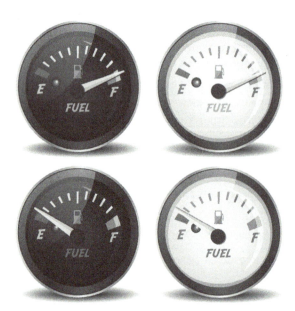

Figura 4.3 Mostradores analógicos que informam sobre quantidade de gasolina em um veículo: modelo com fundo preto *versus* modelo com fundo branco.
Fonte: bennyb/iStock/Thinkstock.

Em tarefas cuja segurança e execução dependam da leitura inequívoca dos valores medidos, devem-se utilizar mostradores cuja chance de erro de leitura seja mínima. Outro exemplo: mostradores de produtos para pessoas idosas devem ser mais simples e com dígitos maiores, devido à natural diminuição da acuidade visual.

Controles

Os controles constituem a alimentação do sistema, a segunda interface entre o ser humano e a máquina, e podem ser assim distinguidos:

1. Controles que requerem pouco esforço manual: botões de pressão, interruptores de alavanca, pequenas alavancas, botões giratórios e botões indicadores. Todos podem ser facilmente acionados pelos dedos.
2. Controles que requerem aplicação de forças maiores: rodas, manivelas, alavancas e pedais. Estes são acionados por grupos maiores de músculos dos braços ou pernas.

Segundo Kroemer e Grandjean (2005), a escolha correta do tipo e da ordenação dos controles é importante para o uso correto das máquinas e equipamentos. De acordo com os autores, as seguintes orientações devem ser seguidas:

1. Os controles devem considerar a anatomia e funcionamento dos membros. Os dedos e as mãos devem ser usados para movimentos rápidos e precisos; braços e pés usados para operações que requerem força.
2. Controles operados pela mão devem ser facilmente alcançados e prendidos, a uma altura entre o cotovelo e ombros, e devem ser plenamente visíveis.
3. A distância entre controles deve considerar a anatomia do ser humano. Dois botões ou alavancas operados com o dedo devem estar a uma distância mínima de 15 mm; controles operados pela mão devem manter uma distância de, no mínimo, 50 mm.
4. Para operações de controle contínuo ou discreto e com pouco uso de força e movimento, pouco curso e alta precisão, são adequados botões de pressão, interruptores de alavanca e botões giratórios.
5. Para operações com grande uso de força, durante longo curso e relativamente pouca precisão, são adequados interruptores com grandes alavancas, manivelas, rodas de mãos e pedais.

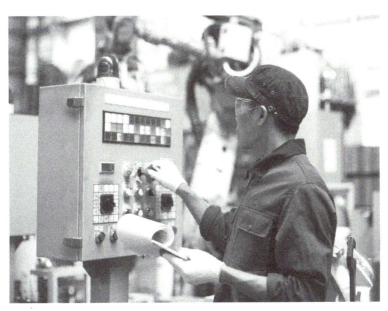

Figura 4.4 Painel de controle para operações que demandam pouco uso de força e movimento.
Fonte: ndoeljindoel/iStock/Thinkstock.

» Projeto de produto e usabilidade

A relação entre a ergonomia e a usabilidade de produtos é tema de muitas pesquisas. Os estudos vão além da afinidade entre os colaboradores de uma companhia e seus equipamentos de trabalho, ou seja, a interação do homem com a máquina, encontrando espaço nos mais diversificados segmentos e incluindo questões econômicas, de saúde pública e tecnologia.

Ainda na fase de criação, deve haver certificação das necessidades do produto e das limitações de quem irá utilizá-lo. Ao projetar um produto, é fundamental ponderar sobre o *design*, a automatização, o processo e o público a que ele se destina. Deve-se primar pela visualização social e técnica dos produtos, sua credibilidade, eficiência e eficácia, atendo-se para a minimização dos custos e a compatibilidade de normas e composições humanas.

Como vimos na seção anterior, a **usabilidade** de um produto se refere ao grau de facilidade de interação que oferece ao usuário, favorecendo tanto o desempenho do usuário quanto a funcionalidade do produto. Cabe ao ergonomista o estudo da usabilidade, de forma a garantir produtos e sistemas adaptados às habilidades de quem os utiliza e apropriados às tarefas que as pessoas desempenham.

A fim de analisar a usabilidade, é importante a realização de uma pesquisa para verificar o perfil do usuário, suas expectativas e as necessidades do produto. Em seguida, deve ser estudada a operacionalidade, a performance e a segurança do produto. O *design* também deve ser considerado, uma vez que os potenciais consumidores geralmente são atraídos pela beleza, cor e textura dos artigos.

» CURIOSIDADE

Para a International Organization for Standardization (ou Organização Internacional de Padrões - ISO) (1998), a usabilidade compreende a eficácia, a eficiência e a satisfação alcançadas pelo usuário com relação aos seus objetivos, contribuindo para uma interação entre o artefato, o usuário e a tarefa, e podendo acarretar melhorias nas vendas caso a funcionalidade seja comprovada.

A ISO (International Organization for Standardization) é uma entidade internacional que define e aprova normas de padronização/normalização, sendo utilizada atualmente por mais de 750 mil organizações em 161 países.

Os autores Jordan (1998), Moraes e Frisoni (2001) e Van Amstel (2007) apontam os seguintes fatores da usabilidade:

> » Enfoque no usuário.
> » Utilização de produtos para aumentar a produtividade.
> » Usuários como indivíduos atarefados que buscam realizar suas atribuições e tarefas.
> » Usuários como indivíduos que decidem quando um produto é fácil de usar.

Jordan (1998) cita que, em usabilidade, devem ser considerados os seguintes quesitos:

> » Experiência anterior no desenvolvimento de uma tarefa com determinado produto.
> » Domínio do conhecimento relativo à tarefa.
> » Histórico cultural, considerando os estereótipos da população, a projeção do produto para um determinado mercado, além das distinções quanto ao aspecto físico, à raça e à nacionalidade.

Jordan (1998) apresenta 10 princípios de usabilidade que influem na eficácia e na eficiência do produto, conforme o Quadro 5.1.

Quadro 4.1 » **Princípios de usabilidade**

Consistência	Projetar um produto cujas tarefas similares são feitas de formas parecidas.
Compatibilidade	Delinear um produto com método de operação condizente com as perspectivas de seus usuários e fundamentado na ciência de outros tipos de produtos.
Consideração dos usuários dos produtos	Planejar um produto com um método de operação que considere os anseios dos usuários.
Realimentação	Esboçar um produto que analise o conhecimento, as apreciações do usuário e que examine as indicações sobre os efeitos das ações.
Prevenção de erros e recuperação	Desenhar um produto que considere a minimização das falhas presumíveis. É necessário haver uma forma fácil e rápida de recuperação quando falhas ocorrerem.
Controle do usuário	Esquematizar um produto que preveja o domínio do usuário nas ações tomadas com relação ao produto e que tenha seu funcionamento otimizado.
Limpeza visual	Delinear um produto presumindo que as informações podem ser fácil e rapidamente adquiridas em caso de dúvidas.
Priorização da funcionalidade e informação	Projetar um produto com o intuito de fazer a funcionalidade e a informação serem fáceis e acessíveis ao usuário.
Transferência apropriada da tecnologia	Usar adequadamente a tecnologia desenvolvida em outros contextos, objetivando aumentar a usabilidade do produto.
Clareza	Esboçar um produto que permita funcionalidade e tecnologias de execução.

A Norma ISO 9241 é a regulamentação mais avançada no que se refere à usabilidade. Há uma NBR (Norma Brasileira Registrada) correlata a ela, denominada NBR 9241 Requisitos ergonômicos para o trabalho de escritório com computadores. Demais padrões que focalizam a usabilidade de sistemas de *software* são: ISO 14915 (requisitos ergonômicos para interfaces multimídia centradas em humanos); ISO 11064 (design ergonômico para salas de controle); ISO 13407 (processo de *design* de sistemas interativos centrado em humanos) (MEDEIROS; CYBIS, 1994).

A Norma ISO 9241-11 (1998), em seu item requisitos ergonômicos para trabalho de escritório com terminais de exposição visual (VDTs), parte 11 (orientações sobre usabilidade), menciona os fatores que interferem na usabilidade. Ela relaciona a eficácia, a eficiência e a satisfação, que corroboram

> **IMPORTANTE**
> A usabilidade vai além de tornar o produto fácil de consumir. Sua abordagem é inserida em um contexto ergonômico em que as medidas estão ligadas à aceitação do usuário e à conquista de melhores posições no mercado, buscando a promoção de utilitários que sejam diferenciais para o consumidor por meio da adição de valores como agilidade, conforto e bem-estar.

para que certos usuários consigam alcançar seus objetivos específicos em determinados ambientes. Para tanto, deve-se transformar esses fatores em elementos suscetíveis à medição e verificação.

Ainda conforme a Norma ISO 9241, a avaliação da usabilidade considera o desempenho e a satisfação do usuário, cuja medida requer a posse dos seguintes dados:

» Descrição dos objetivos almejados.

» Definição dos elementos da situação de uso, como usuário, definição de tarefas, equipamentos e ambientes.

» Notificação das estimações sobre eficácia, eficiência e satisfação para o fim almejado.

Além das normas mencionadas, Gulliksen e Harker (2004) citam que a normatização TS ISO 16071 (ergonomia da interação humano-sistema, orientações sobre a acessibilidade de interfaces humano-computador) norteia os profissionais que atuam na área visando a oferecer aos usuários, com ou sem necessidades especiais, um maior nível de acessibilidade, sendo estes temporários ou não. A norma se fundamenta na criação de interfaces com acessibilidade mais eficaz e eficiente e que resultem em um maior grau de satisfação aos usuários, atendendo às necessidades, preferências e capacidades.

Porter e Porter (1997) apontam que os produtos são concebidos com uma finalidade de uso, buscando promover segurança e funcionalidade. Todavia, no mercado, nem sempre há disponibilidade de objetos ou instrumentos que atendam às expectativas, aptidões e habilidades do usuário. Segundo os autores, a população de consumidores é abrangente e possui suas peculiaridades, que variam de acordo com sexo, idade e condições físicas. As necessidades mudam e, quando não são atendidas, surgem entraves, como o desconforto e a inconveniência, que podem resultar até em ferimentos e fatalidades. O conhecimento prévio das características humanas, físicas e psicológicas da população de consumidores a quem se destina um artigo é essencial ao projetar um produto.

> **DICA**
> Ao projetar um produto, tenha em mente que sua aquisição geralmente tem o intuito de facilitar o dia a dia, como é o caso dos aparelhos eletrodomésticos. Se esses aparelhos não proporcionarem praticidade e seu manuseio for difícil, eles não atenderão às expectativas do seu usuário. O resultado é a insatisfação do usuário e a perda de espaço no mercado para outras empresas que oferecem equipamentos que vão ao encontro dessas necessidades.

O modelo de usabilidade de Jordan (1998) enfatiza três componentes que denotam as dificuldades de uso dos produtos por usuários diferenciados.

Capacidade de dedução: mensuração de expensas do usuário ao valer-se do produto pela primeira vez, considerando graus de satisfação, eficiência e efetividade.

Capacidade de aprendizagem: mensuração de expensas do usuário ao impetrar o grau de capacidade de desempenho em um serviço, excluindo os entraves decorrentes do primeiro uso do produto.

Desempenho de usuários experientes: avaliação da atuação de pessoas que usam várias vezes o mesmo produto.

O produto pensado pelos parâmetros da usabilidade não pode causar constrangimento ao usuário devido a possíveis dificuldades de manuseio. Deve ser desenhado buscando a promoção de benefícios cotidianos, como a **funcionalidade**, a qual compreende flexibilidade, utilidade, facilidade de assimilação, efetividade e eficiência, tudo isso sem perder a estética.

Outro aspecto muito difundido na literatura é a concepção de usabilidade sob duas óticas:

A orientação no produto: o enfoque concentra-se na satisfação do cliente, sendo aplicadas técnicas de trabalho que visam à obtenção de produtos usáveis.

A orientação no processo: o enfoque é a integração da usabilidade ao processo de desenvolvimento de produtos, obtendo-se a usabilidade no instante em que o desenvolvimento do artefato estiver centrado no usuário, nas tarefas e em seu meio.

Segundo Moraes (2005), a elaboração de esquemas e manequins antropométricos por meio de mensurações interarticulares, definindo os elos entre pivôs ou articulações do corpo, é uma das formas de uso dos dados antropométricos. Os elos ajudam ao limitar os ângulos biomecânicos de conforto entre as várias partes do corpo humano.

A construção dos manequins e esquemas antropométricos, comumente utilizados em projeto de produtos, obedece aos padrões de medidas interarticulares em conjunto com os volumes do tronco e dos membros, além de ser usada na estipulação de espaços de projetos. Esse recurso permite a obtenção de informações específicas em cada etapa do projeto, colaborando com o *designer* no desenvolvimento do artigo.

> ## » PARA REFLETIR
>
> Uma das principais atribuições do ergonomista é sanar problemas que prejudiquem ou que não contribuam para o trabalhador desempenhar suas funções da melhor forma possível. Daí a importância da realização de estudos, de projetos e do desenvolvimento de novos meios de adaptação dos objetos e ferramentas ao trabalhador. Afinal, homem e máquina podem conviver em harmonia, resultando em mais produtividade à empresa, satisfação, bem-estar e conforto.

Ergodesign

Há pouco tempo, no projeto de um produto, eram considerados principalmente critérios como as estratégias de *marketing*, a estética e o modismo. Atualmente, a funcionalidade ganha espaço, e os designers projetam artefatos de forma ergonômica, priorizando a usabilidade e a proteção da integridade física do usuário. Tanto os projetistas quanto os fabricantes começam a perceber a viabilidade de desenhar e de investir em instrumentos que aliem os padrões de estética ao conforto.

Bersen (1987) conceitua *design* como uma maneira de definir a qualidade dos produtos e da comunicação empresarial, ativando a gestão dos recursos criativos e das suas competências. Ekuan (1996) comenta que o *design* é responsável pela satisfação das necessidades pessoais que nem sempre são tangíveis ou palpáveis.

A fim de evitar a insatisfação do usuário, consideramos o *ergodesign* de um produto, um conceito que remete à usabilidade, uma vez que, ergonomicamente projetado, o utilitário torna-se eficaz às expectativas do cliente, seja o artefato uma simples cadeira para digitadores, uma poltrona confortável, um assento automotivo ou qualquer outro objeto.

O *ergodesign* possui um enfoque macroergonômico criativo que busca conciliar os atributos humanos e do sistema simultaneamente com a conceituação e desenvolvimento do *design*. Como uma tecnologia, tem uma orientação que o torna uma ferramenta importante, tanto no escopo quanto na eficiência da implementação da ergonomia no *design* e no desenvolvimento de produtos, equipamentos e sistemas.

> **» EXEMPLO**
> Ao projetar uma cama, cuja função principal é servir como um espaço para repouso, considera-se a possibilidade de haver crianças pequenas saltando na cama, o que costuma ocorrer com frequência em muitos lares. Neste caso, é necessário que essa cama tenha a capacidade de suportar tais atritos. Lembre-se: a segurança é um dos aspectos fundamentais no projeto de produto!

> » **IMPORTANTE**
> Norman (1988) ressalta que, se o *design* do produto fosse regido pela estética, haveria mais prazer e menos conforto. Por outro lado, se regido pela usabilidade, haveria mais conforto e menos beleza. Essa ideia é complementada com a afirmação de que, se o valor ou a facilidade de fabricação fosse um critério decisivo, os produtos deixariam de ser atraentes, funcionais e duráveis. A importância está na junção desses valores, no *ergodesign*.

A atuação de ergonomistas no projeto de produtos é essencial, pois assim possíveis transtornos são percebidos e, em vez de corrigir as falhas quando o produto já estiver sendo comercializado, ações preventivas podem ser tomadas. O trabalho conjunto do ergonomista e do *designer* resulta na produção de objetos seguros e esteticamente bem elaborados.

As condições ergonômicas impróprias talvez tenham relação direta com o *layout* instituído. O *layout* insatisfatório causa desconforto, doenças e/ou acidentes, podendo induzir ao erro, reduzir o proveito do indivíduo, afetar o trabalhador em seu desempenho no trabalho, influindo nos resultados de uma organização (ABRANTES, 2004).

Segundo Daniellou e Naël (1995), a melhoria das circunstâncias em que o trabalho é exercido e o projeto de dispositivos técnicos adaptados às características do homem com base em critérios ergonômicos apresentam metas relacionadas à promoção do conforto e da saúde dos operários e à obtenção da eficácia do trabalho por eles desenvolvido.

Na elaboração de um projeto, é fundamental considerar as possíveis situações que envolvam as atividades dos futuros usuários ou operadores. Neste contexto, Daniellou e Naël (1995) classificam como formas de atenuar as dificuldades e de antever as atividades as seguintes ações:

1. Descrição da população futura.
2. Escolha e análise de situações de referência, ponderando sobre as diversidades de situações, sobre as possíveis variabilidades, as quais podem interferir na aplicação futura e não se consideram espontaneamente pelos projetistas.
3. Identificação de situações de ação características, possibilitando que situações de ação peculiares sejam constatadas. Desta forma, é imaginada a ação que deve ser aplicada ou controlada pelo usuário ou operador.

Além desses elementos, apesar dos constantes avanços na área, a ergonomia necessita produzir métodos mais eficazes de compreensão dos entraves relacionados ao uso de produtos apropriados às características de seus usuários, seja no âmbito profissional ou doméstico. Nesta conjuntura, é imprescindível ter ciência da utilização dada a determinado produto e do nível de interação entre o produto ou sistema e seu consumidor. Para conseguir isso, medidas prévias são geralmente tomadas, como:

- » realização de pesquisa de mercado sobre as necessidades e os anseios do possível consumidor;
- » aplicação de testes e simulações em laboratório a fim de antever várias situações;
- » promoção de adequações antes mesmo de o produto ou sistema ser produzido em escala.

Após o lançamento no mercado, o produto ou sistema pode sofrer ajustes em suas novas versões. Tais ajustes incluem verificar o grau de satisfação do consumidor e reparar as inadequações – em conformidade com as exigências da demanda. Há várias formas de projetar os produtos, os quais podem ser desenvolvidos para atender a:

- » **Pessoas extremas:** instrumentos que visam a atender pessoas muito altas ou muito baixas, muito gordas ou muito magras, que fogem do padrão convencionado.
- » **Faixas da população:** instrumentos que visam a atender um determinado percentil da população, por exemplo, pessoas maiores de 5 e menores de 20 anos, mulheres em período fértil, portadores de determinada necessidade especial.
- » **Projetos para cada pessoa:** instrumentos projetados para atender às necessidades de uma única pessoa, como vestimentas.

De acordo com Baxter (1998), em projetos destinados ao uso pessoal, é fundamental empregar medidas antropométricas no dimensionamento dos produtos, ajustando-as ao uso. Muitas das tabelas antropométricas sequer são elaboradas no país a que se destina o produto, o que pode acarretar em transtornos. É necessário que os dados sejam atuais e condigam com a realidade da população consumidora do que está sendo produzido.

No Brasil, evidencia-se uma carência de dados antropométricos normalizados que traduzam os diversos biótipos do brasileiro. Muitas informações são embasadas em estatísticas europeias e norte-americanas. Isso se torna um entrave na produção de vários projetos e evidencia a necessidade da realização de pesquisas específicas para um público-alvo, ou seja, para determinado tipo de consumidor – sendo este o objetivo dos estudos de ergonomia.

É perceptível a dimensão das situações de trabalho vivenciadas pelo homem moderno, as quais propiciam ao trabalhador carga excessiva de conhecimentos, de atribuições e de esforço físico. O convívio diário com dúvidas e incertezas e o contato com situações de perigo e de desconforto acarretam muitos transtornos de ordem física e emocional. Por isso, antes mesmo de um produto ser projetado, o *designer* deve observar características que consigam promover ou sustentar as possibilidades de melhor adequação do produto ao seu usuário, evitando possíveis transtornos, como os posturais.

» Atividades

1. É correto afirmar que nem todas as profissões demandam atividade mental? Por quê?
2. Defina, com suas palavras, o termo atividade mental.
3. Qual é o objetivo da ergonomia cognitiva?
4. Quais são as etapas do processamento de informação no sistema humano-máquina?
5. No que consiste o processo de captação da informação?
6. Por que a teoria da informação não contempla o processamento de informações pelo ser humano?
7. Descreva, com suas palavras, o que é memória e por que se trata de um processo importante no trabalho.
8. A manutenção do estado de alerta é um processo cognitivo de suma importância para muitas atividades de trabalho. Cite algumas atividades em que o comprometimento desse processo poderia causar graves acidentes.
9. Defina concentração contínua.
10. Cite dois fatores que prejudicam a concentração contínua e proponha maneiras de evitá-los.
11. Escolha dois fatores estressores no ambiente de trabalho e cite algumas profissões em que são comuns.
12. Discuta com seu colega qual é a importância da ergonomia para a concepção de sistemas humano-máquina.
13. Dê um exemplo de uma interface que não lhe parece amigável e explique o porquê de sua escolha. Discuta com seu colega que mudanças poderiam ser feitas para torná-la amigável.

14. Em que condições ambientais os mostradores da figura a seguir seriam inadequados? Por quê?

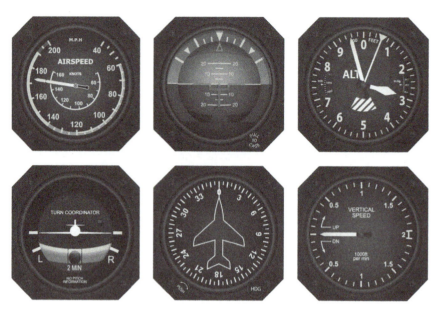

Figura 4.5 Mostradores de uma cabine de pilotagem.
Fonte: Eyematrix/iStock/Thinkstock.

15. Dê dois exemplos de controles que exigem pouco esforço manual e diga em que profissões podem ser utilizados.
16. Qual é a importância do conceito de usabilidade no projeto de produto?
17. *Ergodesign* é a junção das disciplinas ergonomia e *design*. Por que essa junção é importante no projeto de produtos?
18. Por que é importante que um produto também seja agradável aos olhos, não apenas confortável, se o fato de ser ou não bonito não interfere na saúde do usuário?

capítulo 5

Doenças relacionadas ao trabalho

As doenças ocupacionais são enfermidades diretamente relacionadas à atividade desempenhada pelo trabalhador ou às condições de trabalho às quais ele está submetido. As mais comuns são as lesões por esforços repetitivos (LER/DORT), que englobam mais de 30 doenças, como a tendinite (inflamação de tendão) e a tenossinovite (inflamação da membrana que recobre os tendões). Neste capítulo, veremos em detalhes as doenças ocupacionais mais importantes, programas de prevenção e o que dizem as legislações brasileira e internacional a respeito.

Objetivos de aprendizagem

» Distinguir doenças do trabalho de doenças ocupacionais.
» Reconhecer as principais doenças relacionadas ao trabalho, identificar suas causas e listar formas de preveni-las.
» Aplicar as normas da legislação na prática ergonômica.
» Listar os programas de prevenção em SST.
» Discutir as responsabilidades da organização e do empregado na prevenção de doenças e acidentes relacionados ao trabalho.
» Explicar o que é ginástica laboral e sua importância na prevenção em SST.

>> Introdução

As doenças ocupacionais ou profissionais, os acidentes e as doenças do trabalho constituem as principais causas de afastamento temporário do trabalho. Por desconhecimento, muitos empregam os termos doenças ocupacionais e doenças do trabalho como sinônimos. No entanto, tratam-se de conceitos diferentes.

Diretamente voltada ao ambiente laboral, a **doença do trabalho** é adquirida em decorrência do ambiente em que as atividades laborais são efetuadas, como níveis de ruído, condições de temperatura e de ventilação. Já as **doenças ocupacionais ou profissionais** são desencadeadas pelo exercício da função do trabalhador. Ambas as formas de doença decorrentes do trabalho são consideradas acidente de trabalho e têm o respaldo da Lei 8.213, de 24 de julho de 1991 (BRASIL, 1991):

> *Art. 20. Consideram-se acidente do trabalho, nos termos do artigo anterior, as seguintes entidades mórbidas:*
>
> *I -* ***doença profissional****, assim entendida a produzida ou desencadeada pelo exercício do trabalho peculiar a determinada atividade e constante da respectiva relação elaborada pelo Ministério do Trabalho e da Previdência Social;*
>
> *II -* ***doença do trabalho****, assim entendida a adquirida ou desencadeada em função de condições especiais em que o trabalho é realizado e com ele se relacione diretamente, constante da relação mencionada no inciso I.*

> **>> NO SITE**
> Você sabia que a baixa produtividade é o principal custo relacionado à falta de saúde no ambiente corporativo? Para saber mais sobre o assunto, acesse o ambiente virtual de aprendizagem Tekne: www.bookman.com.br/tekne.

Doenças ocupacionais são moléstias de evolução lenta e progressiva, originárias de causa igualmente gradativa e durável, vinculadas às condições de trabalho (COSTA, 2009).

Adriano (2013) classifica como modalidades de doenças ocupacionais:

Doença do trabalho: enfermidade adquirida ou desencadeada em decorrência das condições de realização das tarefas.

Doença profissional: enfermidade ocasionada pelas peculiaridades de certa função, tendo como causadores agentes físicos, químicos e biológicos.

Acidente de trabalho: lesão corporal ou perturbação funcional que pode resultar em morte ou redução da capacidade temporária e permanente de trabalho. Pode acontecer no exercício da função a serviço da empresa.

Sobre acidentes de trabalhos, a Lei 8.213 (BRASIL, 1991) diz o seguinte:

> *Art. 19.* ***Acidente do trabalho*** *é o que ocorre pelo exercício do trabalho a serviço da empresa ou pelo exercício do trabalho dos segurados referidos no inciso VII do art. 11 desta Lei, provocando lesão corporal ou perturbação funcional que cause a morte ou a perda ou redução, permanente ou temporária, da capacidade para o trabalho.*
>
> *§ 1º A empresa é responsável pela adoção e uso das medidas coletivas e individuais de proteção e segurança da saúde do trabalhador.*

> *§ 2º Constitui contravenção penal, punível com multa, deixar a empresa de cumprir as normas de segurança e higiene do trabalho.*
>
> *§ 3º É dever da empresa prestar informações pormenorizadas sobre os riscos da operação a executar e do produto a manipular.*
>
> *§ 4º O Ministério do Trabalho e da Previdência Social fiscalizará e os sindicatos e entidades representativas de classe acompanharão o fiel cumprimento do disposto nos parágrafos anteriores, conforme dispuser o Regulamento.*

Acidente de trajeto ou de percurso: acontece no trajeto entre residência e o local de trabalho, resultando em doença profissional ou do trabalho.

Ao contrapor a doença ocupacional e a doença do trabalho, Costa (2009) cita que, ao passo que nas doenças profissionais o trabalhador não tem a obrigatoriedade do ônus probatório, nas enfermidades do trabalho há a obrigatoriedade desse ônus. Apesar de haver a hipótese de que o funcionário tenha iniciado suas atividades em determinada função com a saúde perfeita, ou que apresentava uma doença que não o impossibilitasse de atuar, ele deve comprovar que a patologia ou perturbação funcional surgiu ou foi agravada pelo ambiente de trabalho. Nesse caso, o trabalhador deverá confirmar a impossibilidade de continuar executando suas atividades.

Segundo o Portal Repórter Brasil (2007), as doenças ocupacionais têm relação direta com a atividade efetuada pelo profissional ou às condições de trabalho vivenciadas por ele. As lesões por esforços repetitivos, ou distúrbios osteomusculares relacionados ao trabalho (LER/DORT), são mais corriqueiras. Tais lesões englobam aproximadamente 30 doenças, como as tendinites (ou inflamações nos tendões) e as tenossinovites (ou inflamações da membrana que recobre os tendões). As LER/DORT atuam modificando as composições osteomusculares, como tendões, articulações, músculos e nervos.

Segundo Adriano (2013), as doenças ocupacionais ocorrem pela alteração na saúde física e/ou mental do trabalhador, originada pela exposição demasiada a agentes químicos, físicos, biológicos e radiativos, prejudiciais à saúde humana. Outras causas têm relação com uma situação extrema à da permitida pela lei, quando não são utilizados equipamentos de proteção e segurança compatíveis ao risco. Geralmente a manifestação das doenças ocupacionais demora a ocorrer, podendo surgir em forma de tumores ou lesões em órgãos humanos.

Outros problemas desencadeados pelo estresse e pela pressão diária no trabalho são o alcoolismo, o consumo de drogas, a síndrome do pânico, a claustrofobia e o transtorno obsessivo compulsivo (TOC). A qualidade de vida no trabalho (QVT) busca justamente oferecer melhores condições aos trabalhadores para suportarem essas tensões, sejam de ordem física ou emocional. Na impossibilidade de resolução dos problemas, a prática de novas concepções de trabalho procura amenizá-los.

Entre as principais classes de trabalhadores que sofrem com problemas de saúde que podem estar relacionados ao trabalho, destacam-se:

1. Condutores de veículos, como táxi e ônibus, e profissionais que atuam no transporte de cargas exercendo funções de carregamento e descarregamento. Esses profissionais estão submetidos a constantes tensões envolvendo o sistema musculoesquelético. Além disso, podem ter problemas relacionados à má postura, uma vez que permanecem muito tempo em uma mesma posição.

> **» IMPORTANTE**
> Se houver comprovação de doença ocupacional grave, o funcionário pode e deve solicitar afastamento ao INSS por auxílio-doença. A constatação é feita pelo perito médico, após exame que avalia o tipo e o grau da doença. Para obter esse benefício, deve haver um tempo de contribuição de INSS mínimo de 12 meses, além da comprovação de que a doença em questão está relacionada à função exercida pelo trabalhador ou ao ambiente de trabalho.

2. Digitadores, caixas de supermercado e cabeleireiros. Esses profissionais estão sujeitos a desenvolver LER e DORT, uma vez que forçam músculos e ligamentos ao realizar as mesmas atividades diariamente, horas a fio.

3. Balconistas de farmácia, seguranças e professores são profissionais que têm maior propensão a desenvolver problemas circulatórios, como varizes, varicoses e trombose venosa (formação de trombos ou coágulos nas veias), uma vez que permanecem muito tempo na posição estática em pé.

4. Mulheres que atuam como médicas, jornalistas e policiais militares, segundo pesquisas, estão na relação das profissionais que mais desenvolvem endometriose. Uma das razões para isso é que essas profissionais se submetem a constantes pressões e a altos níveis de estresse.

Veja no quadro a seguir alguns exemplos de relações entre o trabalho e algumas patologias.

Quadro 5.1 » Relação entre o trabalho e algumas patologias

Lesões	Causas ocupacionais	Exemplos	Alguns diagnósticos diferenciais
Bursite do cotovelo (olecraniana)	Compressão do cotovelo contra superfícies duras	Apoiar o cotovelo em mesas	Gota, traumatismos e artrite reumatoide
Contratura de fáscia palmar	Compressão palmar associada à vibração	Operar compressores pneumáticos	Heredofamiliar Contratura de Dupuytren
Dedo em gatilho	Compressão palmar associada à realização de força	Apertar alicates e tesouras	Diabetes, artrite reumatoide, mixedema, amiloidose e tuberculose pulmonar
Epicondilites do cotovelo	Movimentos com esforços estáticos e preensão prolongada de objetos, principalmente com o punho estabilizado em flexão dorsal e nas pronossupinações com utilização de força	Apertar parafusos, jogar tênis, desencapar fios, tricotar, operar motosserra	Doenças reumáticas e metabólicas, hanseníase, neuropatias periféricas, traumas e forma T de hanseníase
Síndrome do Canal Cubital	Flexão extrema do cotovelo com ombro abduzido Vibrações	Apoiar cotovelo em mesas	Epicondilite medial, sequela de fratura, bursite olecraniana e forma T de hanseníase
Síndrome do Canal de Guyon	Compressão da borda ulnar do punho	Carimbar	Cistos sinoviais, tumores do nervo ulnar, tromboses da artéria ulnar, trauma, artrite reumatoide etc.

Síndrome do Desfiladeiro Torácico	Compressão sobre o ombro, flexão lateral do pescoço, elevação do braço	Fazer trabalho manual sobre veículos, trocar lâmpadas, pintar paredes, lavar vidraças, apoiar telefones entre o ombro e a cabeça	Cérvico-braquialgia, síndrome da costela cervical, síndrome da primeira costela, metabólicas, artrite reumatoide e rotura do supra-espinhoso
Síndrome do Interósseo Anterior	Compressão da metade distal do antebraço	Carregar objetos pesados apoiados no antebraço	
Síndrome do Pronador Redondo	Esforço manual do antebraço em pronação	Carregar pesos, praticar musculação, apertar parafusos	Síndrome do túnel do carpo
Síndrome do Túnel do Carpo	Movimentos repetitivos de flexão, mas também extensão com o punho, principalmente se acompanhados por realização de força	Digitar, fazer montagens industriais, empacotar	Menopausas, tendinite da gravidez (particularmente se bilateral), artrite reumatoide, amiloidose, diabetes, lipomas, neurofibromas, insuficiência renal, obesidade, lúpus eritematoso, condrocalcinose do punho, trauma
Tendinite da porção longa do bíceps	Manutenção do antebraço supinado e fletido sobre o braço ou do membro superior em abdução	Carregar pesos	Artropatias metabólicas e endócrinas, artrites, osteofitose da goteira bicipital, artrose acrômio-clavicular e radiculopatias (C5-C6)
Tendinite do supraespinhoso	Elevação com abdução dos ombros associada à elevação de força	Carregar pesos sobre o ombro, jogar vôlei ou peteca	Bursite, traumatismo, artropatias diversas, doenças metabólicas
Tenossinovite de DeQuervain	Estabilização do polegar em pinça seguida de rotação ou desvio ulnar do carpo, principalmente se acompanhado de realização de força	Torcer roupas, apertar botão com o polegar	Doenças reumáticas, tendinite da gravidez (particularmente bilateral), estilóidite do rádio
Tenossinovite dos extensores dos dedos	Fixação antigravitacional do punho Movimentos repetitivos de flexão e extensão dos dedos	Digitar, operar *mouse*	Artrite reumatoide, gonocócica, osteoartrose e distrofia simpático reflexa (Síndrome Ombro-Mão)

Fonte: Instituto Nacional do Seguro Social (2002).

Atualmente, as doenças psíquicas no trabalho se tornaram uma potencial ameaça à saúde do profissional. Entre elas, podem ser citadas a depressão, o estresse, a síndrome do pânico, etc. Veja mais detalhes na seção a seguir.

» Principais doenças relacionadas ao trabalho

> **» IMPORTANTE**
> A falta de concentração e atenção do colaborador na concretização de suas tarefas e a pressão estabelecida pela empresa por maiores resultados colaboram expressivamente para o aparecimento dos sintomas.

» LER/DORT

A ergonomia contribui muito para melhorar o cotidiano das pessoas, sobretudo em seus ambientes de trabalho. Algumas atividades requerem mais atenção, como as que o indivíduo permanece muito tempo em uma mesma posição ou realizando os mesmos movimentos. Essas atividades tendem a causar **lesões por esforços repetitivos** (LER), provocadas especificamente por movimentos repetitivos ou por posturas inadequadas, chamadas de posturas antiergonômicas.

No meio rural, por exemplo, os cortadores de cana são os trabalhadores mais atingidos pelas LER/DORT. No perímetro urbano, bancários, digitadores, operadores de linha de montagem e de telemarketing estão entre os profissionais mais acometidos com essas doenças. Já os operários das minas e refinações de níquel podem ser acometidos pelo câncer de traqueia. Outras doenças ocupacionais afetam os pulmões ocasionando asma e asbestose, geradas pela inalação de fragmentos, névoas e gases nocivos (PORTAL REPÓRTER BRASIL, 2007).

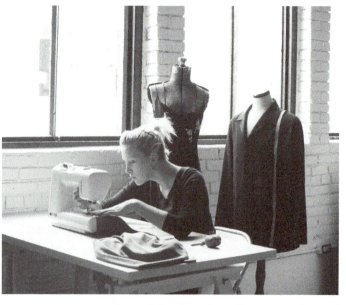
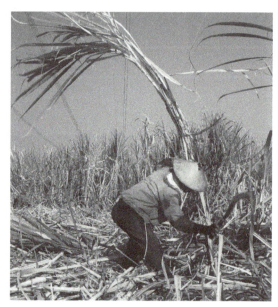

Figura 5.1 Cortadores de cana e profissionais de corte e costura estão muito propensos a LER/DORT.
Fonte: iStock/ Photos.com/Thinkstock.

As LER/DORT, por acepção, constituem um fenômeno relativo ao trabalho, assinalado pelo surgimento de muitos sintomas, concomitantes ou não, como dor, parestesia, fadiga, sensação de peso e de desconforto nos membros superiores, pescoço e/ou membros. Em muitos casos, são fatores que resultam em incapacidade laboral temporária ou permanente. Resultam do excesso de uso das composições anatômicas do sistema musculoesquelético e da falta de tempo para se recuperar (BRASIL, 2000).

Segundo Varella (20--?), LER não é propriamente uma doença, mas uma síndrome constituída por um grupo de doenças – tendinite, tenossinovite, bursite, epicondilite, síndrome do túnel do carpo, dedo em gatilho, síndrome do desfiladeiro torácico, síndrome do pronador redondo, mialgias –, que afeta músculos, nervos e tendões dos membros superiores principalmente, e sobrecarrega o sistema musculoesquelético. Esse distúrbio provoca dor e inflamação e pode alterar a capacidade funcional da região comprometida.

Também chamada de DORT (distúrbio osteomuscular relacionado ao trabalho), LTC (lesão por trauma cumulativo), AMERT (afecções musculares relacionadas ao trabalho) ou síndrome dos movimentos repetitivos, LER é causada por mecanismos de agressão, que vão desde esforços repetidos continuadamente ou que exigem muita força na sua execução, até vibração, postura inadequada e estresse. Tal associação de terminologias fez com que a condição fosse entendida apenas como uma doença ocupacional, e que existem profissionais expostos a maior risco: pessoas que trabalham com computadores, em linhas de montagem e de produção ou operam britadeiras, assim como digitadores, músicos, esportistas, pessoas que fazem trabalhos manuais, como tricô e crochê (VARELLA, 20--?).

> **ATENÇÃO**
> Os principais sintomas de LER são: dor nos membros superiores e nos dedos, dificuldade para movimentá-los, formigamento, fadiga muscular, alteração da temperatura e da sensibilidade, redução na amplitude do movimento, inflamação.

>> CURIOSIDADE

No Brasil, a terminologia mais empregada pelos técnicos e operários é LER, inicialmente usada pelo médico Mendes Ribeiro, em 1986, no I Encontro Estadual de Saúde dos Profissionais de Processamento de Dados do Rio Grande do Sul. A primeira doença descrita na literatura associada às atividades repetitivas foi a tenossinovite, caracterizada pela restrição ao livre movimento de um tendão, devido a uma inflamação deste ou de sua bainha (ASSUNÇÃO; ROCHA, 1994).

Não existe apenas uma causa que determine o aparecimento das LER/DORT. Fatores condicionantes para o surgimento da síndrome incluem movimentos repetitivos, manutenção de posturas inadequadas por período prolongado, trabalho estático, frio ou condições climáticas, esforço físico, invariabilidade de tarefas, pressão mecânica sobre partes do corpo, como os membros superiores, condições organizacionais e psicossociais (BRASIL, 2000).

Sob a ótica de Settimi e Silvestre (1995), em decorrência das expressivas mudanças estabelecidas no cotidiano de seus portadores, doenças relacionadas ao trabalho, como as LER/DORT, necessitam de medidas de intervenção além das terapias clínicas e cirúrgicas tradicionais. Partindo desse pressuposto, constata-se a necessidade de adotar novos critérios que permitam interferir na situação de trabalho, que vão além dos consertos de agravos ou compensação, buscando a prática de medidas preventivas (veja a seção "Prevenção").

» IMPORTANTE
As dores lombares são a principal causa de incapacidade no mundo e respondem por um terço dos casos de invalidez provocados pelo trabalho. (BARROS, 2014).

A importância da boa postura

Com o intuito de prevenir as LER/DORT, devem ser evitados movimentos rotacionais do tronco, flexões para frente e para o lado, movimentos de extensão (como estender a coluna para trás), permanecer muito tempo inerte, sentado ou na posição estática, além do manuseio manual de transporte de cargas.

Uma das grandes preocupações ergonômicas no que se refere à postura corporal durante a atividade de trabalho está relacionada às implicações que a posição estática durante várias horas seguidas ao dia pode ocasionar. A má postura ou postura inadequada pode gerar diversos problemas que vão desde o aumento dos níveis de desconforto, até o surgimento de danos na coluna vertebral (as algias).

Iida (2005) define **postura** como a análise do posicionamento de partes do corpo, como cabeça, tronco e membros, no espaço, sendo que a boa postura contribui para efetuar as tarefas sem causar desconforto e estresse. O autor cita três situações típicas em que a má postura pode resultar em danos:

1. Tarefas estáticas que envolvem a postura parada por longos períodos.
2. Afazeres que demandam muita força.
3. Trabalhos que requerem posturas desfavoráveis, como o tronco inclinado e torcido.

O autor também aponta algumas consequências das diferentes posturas e movimentos:

» Em pé: envolve pés e pernas, podendo ocasionar varizes.
» Sentado, sem encosto: afeta os músculos extensores do dorso.
» Assento muito alto: interfere na parte inferior das pernas, nos joelhos e nos pés.
» Assento muito baixo: influi no dorso e pescoço.
» Braços esticados: prejudicam ombros e braços.
» Pegas inadequadas em ferramentas: podem lesar o antebraço.
» Punhos em posições não neutras: afetam os punhos.
» Rotações do corpo: podem danificar a coluna vertebral.
» Ângulo inadequado do assento e do encosto: interfere nos músculos dorsais.
» Superfícies de trabalho muito baixas ou muito altas: podem prejudicar a coluna vertebral e a cintura escapular.

» ATENÇÃO
De acordo com a fisioterapeuta Silvia Canevari Barros, membro da Sociedade Brasileira de RPG e diretora do ITC Vertebral de Jundiaí, o estresse piora ainda mais os problemas na coluna. "A musculatura sofre uma tensão muito grande por causa do estresse, o que reduz a circulação sanguínea dos tecidos e comprime articulações, discos e ligamentos", explica. (BARROS, 2014).

Vejamos em detalhes as vantagens e desvantagens de algumas das posturas mais comuns nos postos de trabalho.

Posição sentada: Em comparação à postura ereta, a postura sentada oferece vantagens, pois há maior apoio do corpo em muitas superfícies, como piso, assento, encosto, braços da cadeira, mesa, resultando ainda em menos cansaço. No entanto, diversas ações manuais na posição sentada requerem acompanhamento visual, com o tronco e a cabeça inclinados para frente, o pescoço e as costas submetidos a longas tensões, podendo resultar no surgimento de dores. Ao girar o corpo com o assento fixo, por exemplo, o dorso acaba sendo exposto a tensões (DUL; WEERDMEESTER, 2012).

A postura sentada estabelece carga biomecânica expressiva sobre os discos intervertebrais, sobretudo na região lombar. Ao trabalhar sentado, movimenta-se pouco, acarretando carga estática sobre partes do corpo, as quais, se forem agregadas à inércia, podem resultar em fadiga (RIO; PIRES, 2001).

» PARA REFLETIR

Desde o surgimento dos ambientes de trabalho, ficar sentado durante um longo período de tempo tornou-se normal. A maioria dos escritórios tem estruturas com cadeiras e mesas, e o colaborador fica sentado cerca de 8 horas por dia.

Para muitos, trabalhar sentado é algo positivo devido à comodidade da prática, mas diversos estudos indicam que isso pode ser muito prejudicial à saúde. Em pesquisas realizadas por institutos da área de saúde, constatou-se que ficar sentado 8 horas por dia pode aumentar o risco de morte de doenças cardiovasculares em até 50%.

Para o neurocirurgião Mauricio Mandel, o corpo humano não está estruturado para ficar muito tempo parado em uma posição. A falta de movimento faz com que os músculos entrem em estado de fadiga e comecem a doer. E os músculos estão longe de serem os únicos prejudicados.

Em entrevista para o *New York Times*, o pesquisador da Clínica Mayo, James Levine, ressaltou: "Passar muito tempo sentado é uma atividade letal. Ao simples ajuste do corpo na cadeira, vários processos negativos se iniciam no corpo, a perna perde as atividades elétricas e a queima de caloria diminui em 75%. Após algumas horas sentado, a eficiência da insulina diminui e o corpo fica mais suscetível ao risco de diabetes".

Trecho adaptado de: Silva (2014).

Trabalho em pé: possibilita maior mobilidade corporal, sendo que se pode usar braços e pernas para alcançar os controles dos equipamentos. Também é possível deslocar-se, facilitando a ação dinâmica de braços, pernas e tronco. Todavia, a posição estática em pé é muito exaustiva, uma vez que a manutenção da postura requer muito esforço estático da musculatura abrangida (IIDA, 2005).

Sugere-se essa posição quando há constantes deslocamentos do local de trabalho ou a ação requer que se use muita força, devendo ser intercalada com a postura sentada e andando, uma vez que permanecer o dia todo na posição em pé gera fadiga nas costas e pernas. Se o tronco encontrar-se inclinado, surge o estresse adicional, gerando dores no pescoço e nas costas. Por sua vez, o trabalho executado com os braços para cima e sem apoio gera dores nos ombros (DUL; WEERDMEESTER, 2012).

Posição deitada: não há concentração de tensão corporal e o sangue circula livremente pelo corpo, colaborando para a supressão dos resíduos do metabolismo e das toxinas dos músculos, que originam a fadiga. Em funções como a manutenção de automóveis, a posição horizontal pode ser extenuante caso não haja apoio para a cabeça (IIDA, 2005).

Mudanças de postura: uma alternativa viável para amenizar os problemas decorrentes das posturas prolongadas é diversificar tarefas (intercalando as atividades com posturas sentada/em pé), alternar as posições na forma sentada e utilizar um selim de apoio para o corpo na posição em pé (DUL; WEERDMEESTER, 2012).

Inclinação da cabeça para frente: em decorrência do momento provocado pela cabeça, cujo peso é consideravelmente elevado, ocorre fadiga momentânea dos músculos do pescoço e do ombro. Quando a inclinação da cabeça em relação à postura vertical for maior que 30 graus, surgem dores no pescoço (IIDA, 2005).

Posturas das mãos e dos braços: as atividades que requerem a permanência dos braços e das mãos em posições inapropriadas geram dores nos punhos, cotovelos e ombros. O punho inclinado durante um período prolongado pode resultar em inflamação dos nervos, dores e sensação de formigamento nos dedos. Já a posição com os braços levantados sem apoio pode acarretar dores

» ASSISTA AO VÍDEO
Para assistir a um vídeo que fala sobre os malefícios de permanecer sentado por muito tempo e dá dicas para melhorar a postura sentada no trabalho, acesse o ambiente virtual de aprendizagem Tekne.

no pescoço e ombros. Tais posturas podem ser agravantes, colaborando para o surgimento das lesões por esforços repetitivos e DORTs (doenças osteomusculares relacionadas ao trabalho). Para que isso não ocorra, uma das medidas a serem adotadas é evitar ações acima do nível dos ombros e trabalhar com as mãos para trás (DUL; WEERDMEESTER, 2012).

» Doenças que acometem o sistema respiratório

Antracose

Trata-se de uma lesão pulmonar causada por diferentes agentes que são adquiridos nas áreas de carvoarias. A doença pode ser o ponto de partida para outros problemas ainda mais graves e afeta, principalmente, os trabalhadores que têm contato direto com a fumaça do carvão.

Geralmente os indivíduos diagnosticados com a antracose não apresentam sintomas nem complicações, mas em alguns casos a doença pode gerar uma fibrose pulmonar.

> **» NO SITE**
> Como vimos no Capítulo 3, a má qualidade do ar no ambiente de trabalho pode levar à Síndrome do Edifício Doente. Para saber mais sobre ela, acesse o ambiente virtual de aprendizagem Tekne.

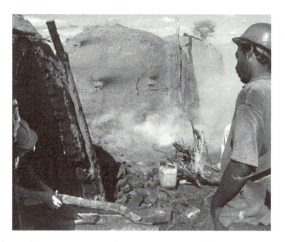

Figura 5.2 Trabalhadores de carvoarias tendem a ser acometidos pela antracose devido à inalação da fumaça do carvão.
Fonte: Lambranho e Lopes (2008).

Bissinose

Trata-se de estreitamento das vias respiratórias causado pela aspiração da poeira das fibras de algodão, linho ou cânhamo. Embora seja conhecida por afetar trabalhadores da indústria algodoeira, também afeta aqueles que trabalham com linho ou cânhamo.

Os operários que abrem fardos de algodão em rama ou que trabalham nas primeiras fases do processamento do algodão aparentemente são os mais afetados. A exposição prolongada à poeira do algodão aumenta a frequência dos ruídos respiratórios, mas não evolui para uma doença pulmonar incapacitante.

Siderose

Trata-se de uma doença pulmonar causada pela inalação de pós ou vapores que contêm as partículas de óxido de ferro ou ferro. É muito comum em soldadores, mas a poeira de ferro e fumaça também é encontrada nas indústrias de mineração, siderurgia, ferro ou aço de rolamento, polimento de metais e no trabalho com pigmentos ocre. Normalmente não causa sintomas e não resulta em muitos problemas para seus portadores.

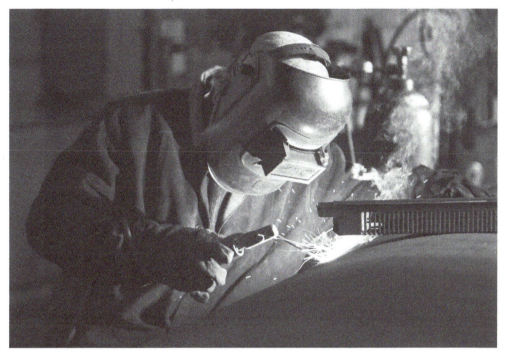

Figura 5.3 Soldadores costumam ser acometidos pela siderose devido à inalação da poeira do ferro.
Fonte: Berkut_34/iStock/Thinkstock.

» Perda auditiva induzida por ruído (PAIR)

A surdez temporária é caracterizada pela dificuldade de audição, embora passageira, que notamos após exposição por algum tempo ao ruído intenso. A exposição prolongada, ou que ocorre de forma súbita e intensa, é capaz não apenas de causar a surdez temporária como também a surdez permanente, ou seja, a perda irreversível da capacidade auditiva, o que se conhece como perda auditiva induzida por ruído (PAIR). A PAIR ocorre em diversos ramos de atividade, principalmente construção civil, siderurgia, metalurgia, gráfica, etc.

Para evitar a PAIR, a Norma Regulamentadora nº 15 (NR-15) da Portaria do Ministério do Trabalho estabelece limites de exposição a ruído contínuo. Veja o Quadro 5.2.

> » **DICA**
> Além da antracose, da bissinose e da siderose, há outras doenças que levam a alterações dos pulmões nas radiografias, como a baritose, decorrente da inalação de bário, e a estanose, decorrente da inalação de partículas de estanho. Embora sejam poeiras evidentes na radiografia do tórax, não causam sintomas nem deterioração funcional.

Quadro 5.2 » Limites de tolerância para ruído contínuo ou intermitente segundo a Norma Regulamentadora nº 15 (NR 15)

Nível de ruído (dB)	Máxima exposição diária permitida
85	8 horas
86	7 horas
87	6 horas
88	5 horas

(continua)

Quadro 5.2 » *Continuação*

Nível de ruído (dB)	Máxima exposição diária permitida
89	4 horas e 30 minutos
90	4 horas
91	3 horas e 30 minutos
92	3 horas
93	2 horas e 30 minutos
94	2 horas
95	1 hora e 45 minutos
98	1 hora e 30 minutos
100	1 hora
102	45 minutos
104	35 minutos
105	30 minutos
106	25 minutos
108	20 minutos
110	15 minutos
112	10 minutos
114	8 minutos
115	7 minutos

Fonte: Adaptado de Biblioteca Virtual em Saúde do Ministério da Saúde (2007).

Previsto pela NR 7 – Programa de Controle Médico de Saúde Ocupacional, o Programa de Conservação Auditiva (PCA) é hoje o maior aliado da saúde auditiva dos trabalhadores. Trata-se de um conjunto de medidas coordenadas que previnem a instalação ou evolução das perdas auditivas ocupacionais. É um processo contínuo e dinâmico de implantação de rotinas nas empresas. Onde existir o risco para a audição do trabalhador, há necessidade de implantação do PCA.

❯❯ Doenças de pele

Dermatose ocupacional

A dermatose ocupacional é o nome dado a qualquer alteração da pele, de mucosas e anexos causada direta ou indiretamente por tudo aquilo que seja utilizado na atividade profissional ou exista no ambiente de trabalho.

As dermatoses ocupacionais podem ser causadas por inúmeros agentes, que podem ser químicos, físicos ou biológicos. Os mais comuns são: químicos – metais, ácidos e álcalis, hidrocarbonetos aromáticos, óleos lubrificantes e de corte, arsênico; físicos – radiações, traumas, vibração, pressão, calor, frio; biológicos – vírus, bactérias, fungos, parasitas, plantas, animais (ALCHORNE; ALCHORNE; SILVA, 2010).

As lesões geralmente iniciam com irritações ou ressecamento da pele, evoluindo para rachaduras, sangramentos e eczema. O tratamento precoce diminui o tempo de evolução das lesões e pode evitar complicações. A identificação e o afastamento do agente causal são medidas muito importantes, mas também devem ser adotadas medidas de proteção individual, como higiene pessoal e uso de equipamento de segurança (luvas, p.ex.), e de proteção coletiva, como exames médicos periódicos e orientações ao trabalhador.

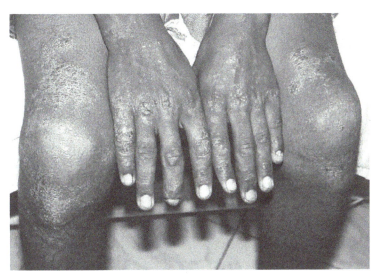

Figura 5.4 Dermatose ocupacional causada pelo contato direto com o cimento.
Fonte: Silva (2010).

> ❯❯ **NO SITE**
> Você sabia que a dermatose ocupacional é muito comum entre funcionário da construção civil? Para saber mais sobre isso, acesse o ambiente virtual de aprendizagem Tekne.

Câncer de pele

Mais recorrente em indivíduos que trabalham a céu aberto, como em lavouras e na construção civil, devido à excessiva exposição ao sol. O câncer de pele é bastante comum no Brasil, mas só pode ser considerado ocupacional se estiver relacionado à atividade profissional desenvolvida.

É responsabilidade do empregador proporcionar um ambiente de trabalho seguro, inclusive alertando seus funcionários sobre os riscos da exposição sem proteção solar e roupas adequadas.

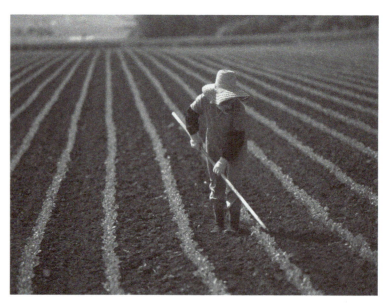

Figura 5.5 O trabalho a céu aberto exige cuidados especiais com a pele, como o uso de cremes com proteção solar e chapéu.
Fonte: Ingram Publishing/Thinkstock.

❱❱ Doenças psicossociais

Problemas como depressão e estresse muitas vezes estão associados à carga horária excessiva, à pressão para concluir as tarefas, a conflitos interpessoais, típicos de ambientes muito competitivos, entre outros fatores relacionados às atividades e ao ambiente de trabalho. É necessário, então, que medidas preventivas sejam adotadas, de modo que a carga de trabalho e as exigências por melhores resultados não acabem comprometendo a saúde do trabalhador. Não apenas a empresa deve cultivar um ambiente comunicativo e tranquilo, na medida do possível, como o próprio funcionário deve cuidar de sua saúde, preservando bons hábitos alimentares, praticando atividades físicas e dormindo bem.

Diretamente relacionado às condições de trabalho, o estresse é um problema social e de saúde pública, cuja prevenção é uma das maiores metas quando se busca a promoção da saúde biopsicossocial. Ele interfere organicamente de muitas maneiras, e seus sintomas variam de um indivíduo para outro. Ele leva os envolvidos a registrar alterações comportamentais, em geral refletindo várias sensações que as pessoas vivenciam no dia a dia, com as cobranças por melhores resultados e a luta para vencer a multifuncionalidade no trabalho e em casa.

Segundo Iida (2005), as pessoas estressadas perdem a autoestima e a autoconfiança, o que leva ao desleixo com a higiene pessoal, à insônia, à agressividade, e à bebida ou ao fumo em demasia. Além disso, ocorrem alterações neuroendocrinológicas que afetam as funções fisiológicas e dificultam as defesas naturais do organismo, tornando essas pessoas mais suscetíveis a patologias, como dores musculares, disfunções gastrointestinais e problemas cardiovasculares. A condição prolongada de estresse interfere no desenvolvimento laboral, restringindo a operosidade e a qualidade, ocasionando mais riscos de acidentes, absenteísmos e rotatividade dos trabalhadores. Ao afetar o sistema nervoso central, o estresse diminui a capacidade do organismo de responder a estímulos, reduzindo a vigilância e gerando disfunções emocionais, o que leva frequentemente à ansiedade e à depressão (IIDA, 2005).

❱❱ **DEFINIÇÃO**
Como vimos no Capítulo 4, o **estresse ocupacional** se refere aos estímulos do ambiente de trabalho que exigem respostas adaptativas por parte do trabalhador e que excedem sua habilidade de enfrentamento.

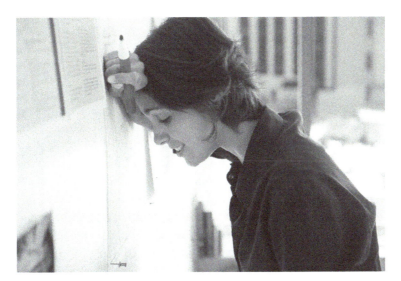

Figura 5.6 A pressão no trabalho pode evoluir para o estresse, que, por sua vez, pode evoluir para quadros de ansiedade e depressão, como síndrome do pânico e transtorno obsessivo compulsivo.
Fonte: Creatas Images/Thinkstock.

De acordo com Villallobos (1999), o estresse ocupacional dá-se pela percepção, por parte do trabalhador, de sua inabilidade para concretizar os trabalhos propostos, gerando consternação, incômodo e sentimento de incapacidade para o enfrentamento dos problemas. Sob a ótica de Kroemer e Grandjean (2005), o estresse ocupacional é assim definido pela análise emocional que deriva da desconexão entre o nível de demanda e a capacidade do indivíduo em tratar do assunto.

Outro dado apontado pelos autores refere-se às pesquisas relacionadas aos estressores ocupacionais que levaram à adequação entre o ser humano e o meio ambiente. Assim, o bem-estar e a atuação dos trabalhadores podem ser motivados pelo nível de adaptação entre as propriedades das pessoas e o ambiente (KROEMER; GRANDJEAN, 2005).

> » **DICA**
> As formas mais comuns de doenças do estresse são, provavelmente, distúrbios gastrintestinais, que podem gerar úlceras gástrica ou duodenal. Esses efeitos são perturbações psicossomáticas, que, no longo prazo, podem se tornar uma doença orgânica.

» CURIOSIDADE

Você já ouviu falar da **Síndrome de Burnout**? Trata-se de um distúrbio psíquico descrito em 1974 pelo médico alemão Herbert J. Freudenberger. Sua principal característica é o estado de tensão emocional e estresse crônicos provocado por condições de trabalho físicas, emocionais e psicológicas desgastantes. A síndrome se manifesta especialmente em pessoas cuja profissão exige envolvimento interpessoal direto e intenso. Profissionais das áreas de educação, saúde, assistência social, recursos humanos, agentes penitenciários, bombeiros, policiais e mulheres que enfrentam dupla jornada correm risco maior de desenvolver o transtorno.

O sintoma típico da síndrome é a sensação de esgotamento físico e emocional que se reflete em atitudes negativas, como ausências no trabalho, agressividade, isolamento, mudanças bruscas de humor, irritabilidade, dificuldade de concentração, lapsos de memória, ansiedade, depressão, pessimismo e baixa autoestima. Dor de cabeça, enxaqueca, cansaço, sudorese, palpitação, pressão alta, dores musculares, insônia, crises de asma, distúrbios gastrintestinais são manifestações físicas que podem estar associadas à síndrome. O tratamento inclui o uso de antidepressivos e psicoterapia. Atividade física regular e exercícios de relaxamento também ajudam a controlar os sintomas.

Adaptado de: VARELLA (20--?).

» Legislação aplicada à ergonomia

Com o intuito de promover e preservar a qualidade de vida do trabalhador, evitando, por conseguinte, o comprometimento de sua saúde física e psíquica, foram criadas normas que regulamentam as condições de trabalho nos mais variados segmentos.

Diversas ações que buscam reduzir os acidentes de trabalho e as doenças ocupacionais integram a segurança do trabalho e são amparadas por normalizações e leis. A legislação brasileira prevê as **Normas Regulamentadoras de Segurança e Saúde no Trabalho**, com destaque para a **NR 17 – Ergonomia**, que visa estabelecer parâmetros que permitam a adaptação das condições de trabalho às características psicofisiológicas dos trabalhadores, de modo a proporcionar um máximo de conforto, segurança e desempenho eficiente. As condições de trabalho mencionadas na NR 17 abrangem o levantamento, o transporte e a descarga de materiais, mobiliário e equipamentos, bem como as condições ambientais do posto de trabalho e da organização do trabalho. Segundo a NR, o empregador fica incumbido de implantar a análise ergonômica do trabalho.

As Normas Regulamentadoras são de observância obrigatória pelas empresas privadas e públicas e pelos órgãos públicos da administração direta e indireta, bem como pelos órgãos dos Poderes Legislativo e Judiciário, que tenham empregados regidos pela **Consolidação das Leis do Trabalho (CLT)**.

Todas as NR são de importância para o ergonomista, que deve conhecê-las na íntegra. Veja o resumo de algumas a seguir.

NR 4 – Serviços Especializados em Engenharia de Segurança e em Medicina do Trabalho. Estabelece a obrigatoriedade das empresas públicas e privadas, que tenham empregados regidos pela CLT, de organizarem e manterem em funcionamento Serviços Especializados em Engenharia de Segurança e em Medicina do Trabalho (SESMT), com a finalidade de promover a saúde e proteger a integridade do trabalhador no local de trabalho.

NR 5 – Comissão Interna de Prevenção de Acidentes (CIPA). Estabelece a obrigatoriedade das empresas públicas e privadas organizarem e manterem em funcionamento, por estabelecimento, uma comissão constituída exclusivamente por empregados com o objetivo de prevenir infortúnios laborais por meio da apresentação de sugestões e recomendações ao empregador para que melhore as condições de trabalho, eliminando as possíveis causas de acidentes do trabalho e doenças ocupacionais.

NR 6 – Equipamento de Proteção Individual (EPI). Estabelece e define os tipos de equipamentos de proteção individual que as empresas são obrigadas a fornecer a seus empregados, sempre que as condições de trabalho o exigirem, a fim de resguardar a saúde e a integridade física dos trabalhadores.

NR 7 – Programa de Controle Médico de Saúde Ocupacional. Estabelece a obrigatoriedade de elaboração e implementação, por parte de todos os empregadores e instituições que admitam trabalhadores como empregados, do Programa de Controle Médico de Saúde Ocupacional (PCMSO), com o objetivo de promoção e preservação da saúde do conjunto dos seus trabalhadores.

NR 9 – Programa de Prevenção de Riscos Ambientais. Estabelece a obrigatoriedade de elaboração e implementação, por parte de todos os empregadores e instituições que admitam trabalhadores como empregados, do Programa de Prevenção de Riscos Ambientais (PPRA), visando à preservação da saúde e da integridade física dos trabalhadores por meio da antecipação, reconhecimento, avaliação e consequente controle da ocorrência de riscos ambientais existentes ou que

> » **NA HISTÓRIA**
> A CLT surgiu em 1º de maio de 1943, pelo Decreto-Lei nº 5.452, sancionada pelo então presidente Getúlio Vargas, buscando unificar a legislação trabalhista brasileira e regulamentar as relações individuais e coletivas de trabalho. Com o decorrer do tempo, apesar da necessidade de atualização, manteve-se a premissa de resguardar o trabalhador pela regulamentação das relações trabalhistas.

venham a existir no ambiente de trabalho, tendo em consideração a proteção do meio ambiente e dos recursos naturais.

NR 12 – Segurança no Trabalho em Máquinas e Equipamentos. Estabelece as medidas de prevenção de segurança e higiene do trabalho a serem adotadas pelas empresas em relação à instalação, operação e manutenção de máquinas e equipamentos, visando à prevenção de acidentes do trabalho.

NR 21 – Trabalhos a Céu Aberto. Tipifica as medidas de prevenção relacionadas com a prevenção de acidentes nas atividades desenvolvidas a céu aberto, como em minas ao ar livre e em pedreiras.

No tocante à legislação internacional, a **Organização Internacional do Trabalho (OIT)** atua como aliada do trabalhador. A Organização visa promover a justiça social ao atuar por meio de convenções e consignações internacionais, primando pelo amparo dos trabalhadores. No Brasil, a OIT tem mantido representação desde década de 1950, com programas e atividades que refletem os objetivos da Organização ao longo de sua história. Além da promoção permanente das Normas Internacionais do Trabalho, do emprego, da melhoria das condições de trabalho e da ampliação da proteção social, a atuação da OIT no Brasil tem se caracterizado pelo apoio ao esforço nacional de promoção do trabalho decente em áreas importantes como o combate ao trabalho forçado, ao trabalho infantil e ao tráfico de pessoas para fins de exploração sexual e comercial, à promoção da igualdade de oportunidades e tratamento de gênero e raça no trabalho e à promoção de trabalho decente para os jovens, etc. (ORGANIZAÇÃO INTERNACIONAL DO TRABALHO, 20--?).

Ao comentar o funcionamento e a distinção entre as normas nacionais e internacionais de trabalho, Fudoli (2011) destaca que as normas internacionais são ferramentas jurídicas como convenções e recomendações, somente podendo ser instauradas se não houver regulamentos nacionais acerca do tema ou se esses forem menos rígidos que os internacionais. A aplicação dessas normas requer que haja um documento legal nomeando-as.

> » **NA HISTÓRIA**
> Segundo Oliveira (2011), a OIT foi designada em 1919, com o término da Primeira Guerra Mundial, a fim de atender ao clamor dos trabalhadores que se manifestaram, aliados a uma gama de congressos trabalhistas, buscando um tratamento igualitário e justo às reivindicações trabalhistas.

» Prevenção

» Programas de prevenção em SST

A implantação de programas de saúde e segurança no trabalho (SST), além de um dever das organizações, é um direito do trabalhador, pois colabora para a redução dos índices de acidentes do trabalho e, consequentemente, para a promoção da qualidade de vida dos funcionários.

As questões relacionadas à SST são preocupações constantes dos empresários e gestores organizacionais, que, em diversos casos, têm muito a aprimorar. Nas empresas de pequeno e médio porte, é comum se deparar com entraves que levam ao descumprimento das leis e normas sobre o tema. As alegações vão desde problemas financeiros e a ausência de informações sobre a legislação até a deficiência estrutural e problemas relacionados ao ambiente de trabalho. Como resultado, os trabalhadores ficam mais vulneráveis às situações de perigo.

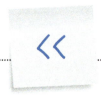

» NA HISTÓRIA

Estatísticas oficiais de acidentes de trabalho nacionais revelam que o primeiro registro ocorreu em 1969, com a estrondosa marca de 1.059.296 acidentes para uma população de 7.268.449 operários. Aproximadamente 14,47% dos trabalhadores daquele período haviam passado por pelo menos um acidente. O alarmante índice de 18,10% foi registrado em 1972. Apenas em 1975 esse índice começou a diminuir, com a intervenção do governo e a implantação de ações preventivas. Já em 1984, o índice caiu para 3,84%. Há algum tempo, os setores da construção civil e dos transportes concentram os maiores dados de acidentes, apesar de haver constante fiscalização nesses ramos (NOGUEIRA, 1987).

Toda e qualquer empresa, independentemente de seu porte e número de funcionários, deve cultivar a prevenção, e uma cultura organizacional prevencionista não compreende apenas o uso de equipamentos de segurança ou a adoção de medidas preventivas: é preciso analisar e refletir sobre cada passo que será tomado durante a execução das atividades.

Ergonomistas e outros profissionais que atuam com *design* têm de estar atentos à segurança do usuário do produto, seja em âmbito profissional ou não. O ambiente de trabalho deve estar apropriado às necessidades do trabalhador, bem como às funções por ele exercidas, para evitar danos à saúde física e mental. Para tanto, é fundamental a realização periódica de averiguações acerca do ambiente de trabalho (condições de ambiente físico, adaptação às necessidades do usuário ou operador, carga horária). Segundo Chagas, Salim e Servo (2011), ao analisar a SST, deve-se pautar sobre as diretrizes políticas e suas ações, bem como os encargos institucionais e a execução das incumbências pelos órgãos vinculados à área.

Renner (2006) comenta que grande parte dos distúrbios ocupacionais pode ser sanada com ajustes nos postos de trabalho e a adoção de posições mais funcionais e menos agressivas. Todavia, as ações preventivas competem à **educação em saúde**, por meio da prevenção primária, cujo enfoque deve estar na readaptação de posturas e gestuais no trabalho, e à **cultura organizacional preventiva**, que, conforme já vimos, consiste na análise e reflexão dos passos realizados durante as tarefas.

» **IMPORTANTE**
É imprescindível que as organizações conheçam as normas regulamentadoras que regem seu ramo de atuação, bem como a NR 17. Se considerarmos o custo-benefício para muitas ações, o investimento monetário é ínfimo em comparação ao bem-estar e à promoção da saúde física e mental de seu colaborador interno.

A preocupação com a **medicina preventiva** deve ser constante no trabalho, sendo fundamental a realização periódica de exames clínicos e laboratoriais, com destaque para testes de condicionamento físico nos trabalhadores que carregam peso, exames de audiometria para verificar a audição dos operários em contato com ruídos e exames oftalmológicos. Essas medidas simples ajudam a diminuir a probabilidade de doenças e de afastamentos do colaborador de suas funções habituais.

De forma mais abrangente, é possível que o acidente de trabalho resulte na morte do funcionário ou na perda ou diminuição da capacidade para desempenhar suas funções. Essa situação pode ser evitada por ações de segurança do trabalho. A **segurança do trabalho** é atualmente uma das grandes preocupações do empregador, principalmente no ramo industrial.

A maioria das empresas conta com um setor específico para tratar do assunto, com uma equipe multidisciplinar – médico do trabalho, enfermeiro, engenheiro e técnico em segurança do trabalho. Cada um desempenha funções específicas, com atuação em medicina preventiva e reparatória, prevenção de doenças ocupacionais, organização de programas de prevenção a acidentes e aos riscos de danos ambientais.

Outro ponto imprescindível no âmbito do trabalho é a constituição da **Comissão Interna de Prevenção de Acidentes de Trabalho (CIPA)**. Essa comissão visa prevenir os acidentes e as doenças resultantes do trabalho, favorecendo a compatibilidade entre o trabalho e a preservação da vida humana e zelando pela saúde de quem trabalha. A CIPA possui normas, regras e funções específicas para seus integrantes, e é composta de representantes do empregador e dos empregados, titulares e suplentes designados, de acordo com o previsto no Quadro I da NR 5 (BRASIL, 1978).

De acordo com o portal do Ministério do Trabalho e Emprego, são atribuições dos representantes da CIPA:

- Expressar aos trabalhadores informações relacionadas à segurança e saúde no trabalho.
- Divulgar e promover a execução das normas regulamentadoras.
- Cooperar no incremento e na implementação do PCMSO (Programa de Controle Médico de Saúde Ocupacional) e PPRA (Programa de Prevenção de Riscos Ambientais).
- Promover anualmente a semana interna de prevenção do trabalho (SIPAT), em conjunto com o SESMT (Serviço Especializado em Engenharia de Segurança e Medicina do Trabalho), se houver.

Quanto às atas de reuniões, elas deverão ficar no estabelecimento à disposição dos agentes de inspeção do trabalho e ser assinadas pelos presentes com encaminhamento de cópias para todos os membros.

> **» DEFINIÇÃO**
> Os **nutrientes** são substâncias químicas presentes nos alimentos, que as células do corpo utilizam para o seu crescimento, manutenção e reparo. Os seis tipos principais de nutrientes são os carboidratos, os lipídeos, as proteínas, a água, os minerais e as vitaminas (TORTORA; DERRICKSON, 2012).

» Hábitos alimentares

A prevenção de doenças relacionadas ao trabalho não é apenas responsabilidade do empregador: o funcionário também deve se cuidar, realizando refeições adequadas às suas necessidades diárias e realizando exercícios físicos.

Segundo Tortora e Derrickson (2012), o alimento que ingerimos é a única fonte de energia para a realização de nossas funções biológicas, e as moléculas nutrientes absorvidas pelo trato gastrintestinal são utilizadas para fornecer energia para os processos vitais. Especialistas em nutrição sugerem que as calorias da dieta sejam 50 a 60% provenientes de carboidratos, 30% ou menos de gorduras e 12 a 15% de proteínas.

» CURIOSIDADE

Em junho de 2011, o Departamento de Agricultura dos Estados Unidos (United States Department of Agriculture – USDA) substituiu a tradicional representação gráfica da pirâmide alimentar por um prato. A nova representação recebeu o nome de *MyPlate* (meu prato) e divide um prato em quatro porções: frutas, verduras, proteínas e cereais. Além disso, ao desenho é adicionado um copo, que representa leite e derivados.

(continua)

» CURIOSIDADE (continuação)

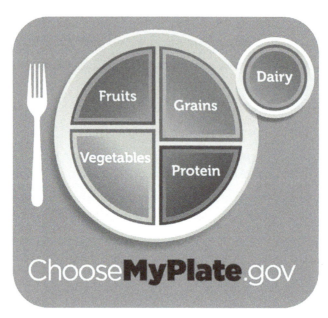

Figura 5.7 O *MyPlate* serve para lembrar os consumidores a fazerem escolhas alimentares saudáveis. É composto de frutas (*fruits*), vegetais (*vegetables*), grãos (*grains*), proteínas (*proteins*) e leite e derivados (*dairy*).
Fonte: Choosemyplate (200--?).

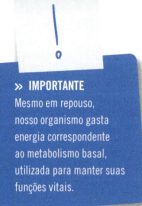

» **IMPORTANTE**
Mesmo em repouso, nosso organismo gasta energia correspondente ao metabolismo basal, utilizada para manter suas funções vitais.

O **metabolismo** (metábole = mudança) se refere a todas as reações químicas do corpo humano. Segundo Kroemer e Grandjean (2005), a energia química, na forma de nutrientes, é consumida pelo corpo e convertida em calor e energia mecânica: o ser humano pode trabalhar apenas enquanto os alimentos produzem energia química. Quanto mais trabalho manual é feito, maior a demanda por energia, que só pode ser reposta pela ingestão de alimentos.

Segundo os autores, atualmente o padrão da população trabalhadora mudou em relação ao trabalho físico. Nos países industrializados, a proporção de trabalhadores com um trabalho sedentário aumentou; pode-se esperar que isso ocorra com 70% das pessoas empregadas. Já a proporção de trabalhadores manuais caiu (KROEMER; GRANDJEAN, 2005).

Os **trabalhadores sedentários** devem restringir os alimentos ricos em energia e altamente refinados e preferir os alimentos naturais, como vitaminas, minerais e elementos básicos, como vegetais, saladas, frutas, leite, pão preto e fígado. Sob circunstâncias normais, a pessoa ingere apenas o suficiente para suprir a energia necessária, o que é regulado pelo sentimento da fome. Distúrbios no equilíbrio energético são bastante comuns entre os trabalhadores sedentários, que têm uma tendência a comer mais do que precisam no dia a dia. Essas pessoas são, em geral, visivelmente obesas.

Ao relacionar a alimentação ao ritmo biológico, Iida (2005) cita que ingerir comidas pesadas ocasiona um abrandamento da vigília, em decorrência da sobrecarga dos órgãos digestivos. O organismo apresenta baixos índices fisiológicos após essas refeições, ficando menos apto ao trabalho, requerendo um intervalo para o almoço de 45 a 60 minutos para a digestão. Caso não haja pausa, há maior probabilidade de erros e acidentes.

Veja, na tabela a seguir, a distribuição recomendada aproximada para indivíduos que trabalham em posição sentada e para quem trabalha realizando maior esforço físico.

Tabela 2.1 » **Distribuição recomendada de ingestão diária***

Refeição	Trabalho sentado	Trabalho com esforço físico
Café da manhã	287-406	597-693
Lanche da manhã	24-48	143-239
Almoço	788-884	884-1.003
Lanche da tarde	24-48	143-239
Jantar	1.242-1.409	1.409-1.672
Total	2.365-2.795	3.176-3.846

*Valores expressos em calorias (kcal).

Segundo Iida (2005), ao iniciar subitamente uma atividade, o corpo humano sofre variações fisiológicas, especialmente quando são exigidos esforços físicos pesados. Os músculos atuam com um déficit de oxigênio, sem tempo para ajustar as funções respiratória e circulatória para essa condição de trabalho (IIDA, 2005). Em comparação ao corpo em estado de repouso, o organismo submetido a **trabalhos físicos pesados** pode eliminar até 10 vezes mais calor. Segundo o autor, antes de iniciar um trabalho físico pesado, deve-se aquecer o corpo por 2 a 3 minutos, ou começar a atividade de forma menos intensa, para que o organismo ajuste-se, promovendo um equilíbrio entre a oferta e a demanda de oxigênio.

» **PARA SABER MAIS**
Para saber mais sobre a relação entre a ingestão de alimentos e as atividades de trabalho consulte o livro *Manual de Ergonomia: adaptando o trabalho ao homem*, de K. H. E. Kroemer e E. Grandjean (2005).

» Jornada de trabalho
Turnos de trabalho

De acordo com Iida (2005), em um ciclo de 24 horas, o mecanismo humano apresenta oscilações nas suas funções fisiológicas. Tais variações integram o **ritmo circadiano**, do latim *circadies*, ou "cerca de um dia". Esse ritmo é comandado pela presença da luz solar. No caso dos profissionais que trabalham no período noturno e dormem durante o dia, esse ritmo permanece praticamente inalterado, havendo alguns ajustes, que podem ocorrer em uma quinzena.

Algumas pessoas têm maiores propensões ao trabalho matutino, outras possuem maior facilidade para o período vespertino e/ou noturno. Assim, é fácil entender por que muitos trabalhadores demonstram dificuldades em trabalhar pelo sistema de turno ou no período noturno. Outros profissionais, como atores e cantores, têm dificuldades em acordar cedo e trabalhar pela manhã, chegando muitas vezes a apresentar alterações no humor.

Ao pesquisar o ritmo circadiano, percebe-se que há pessoas com hábitos mais matutinos, e outras, com costumes vespertinos. Os matutinos têm mais facilidade de acordar pela manhã, contando com maior disposição nesse período e habituando-se a dormir cedo. Sua temperatura corporal se eleva rapidamente a partir das 6 horas, atingindo o máximo por volta do meio-dia. As pessoas vespertinas são mais funcionais à tarde e no princípio da noite, evidenciando menos disposição pela manhã, tendo maior facilidade ao laboro noturno. Sua temperatura corporal se eleva mais vagarosamente pela manhã, atingindo a temperatura máxima por volta das 18 horas. Com relação aos níveis de alerta de desempenho no trabalho, resultados mostram que pessoas matutinas conseguem detectar falhas mais facilmente pela manhã, ao passo que os vespertinos são melhores no período da tarde (IIDA, 2005).

» **NO SITE**
Você sabia que a maioria engorda no primeiro ano de trabalho noturno? Para saber mais sobre o assunto, acesse o ambiente virtual de aprendizagem Tekne.

A função mais importante governada pelo ritmo circadiano é o **sono**. Embora não seja possível entender qual é a função específica do sono, ter um sono suficiente e sem perturbação é certamente um pré-requisito para a saúde, bem-estar e eficiência. Um adulto necessita de seis a oito horas de sono por noite, apesar de haver variações individuais consideráveis. Algumas pessoas precisam de 10 horas de sono para ficarem descansadas e alertas, outras precisam de apenas cinco horas ou menos (KROEMER; GRANDJEAN, 2005).

Segundo Kroemer e Grandjean (2005), cada turno tem suas vantagens e desvantagens. O turno diurno, normalmente das 8 às 16 horas, condiz com o ritmo dia/noite regular do corpo e com o estilo de vida europeu e americano atual. Todas as atividades da família, da comunidade e de lazer são possíveis, tanto à tarde quanto à noite. No entanto, um turno que começa muito cedo (por exemplo, às 6 horas da manhã) é cansativo, porque o sono noturno fica encurtado. O turno da tarde, normalmente das 16 às 24 horas, é ruim para a vida social. Por outro lado, o sono é bom após o turno, e há oportunidades para uma vida em família e atividades de lazer, especialmente no início da tarde. Portanto, as pessoas que podem se ajustar socialmente a esse esquema têm poucos problemas de saúde. O turno noturno certamente é o menos indicado. A vida em família é limitada a uma refeição coletiva, à noite, e todas as atividades sociais devem ser governadas pelas horas de trabalho que seguem. As atividades de lazer são geralmente possíveis apenas na segunda metade da tarde. Os hábitos de dormir variam: alguns trabalhadores noturnos interrompem o sono para uma refeição, no meio do dia, e depois se deitam novamente; outros dormem direto, até o início da tarde. Todo o sono ocorre com o ruído do dia. Qualquer ajuste fisiológico ao trabalho noturno que seja possível, durante a semana de trabalho, é parcialmente perdido, durante o fim de semana livre.

Além da preocupação com os turnos, os profissionais de SST também devem dar atenção à **quantidade de horas trabalhadas por dia**. O excesso de horas trabalhadas não só reduz a produtividade por hora, mas também é acompanhado por um aumento característico de absenteísmo, por doença ou acidentes. Uma jornada de trabalho de oito horas por dia, que deixa o operador moderadamente, mas não seriamente fatigado, não pode ser aumentada para nove horas ou mais, sem efeitos negativos, que incluem uma redução perceptível no ritmo de trabalho e o aumento significativo nos sintomas nervosos da fadiga, geralmente resultando em mais doenças e acidentes (KROEMER; GRANDJEAN, 2005).

Uma jornada de oito horas não pode ser excedida sem prejuízo se o trabalho é pesado. As firmas modernas, organizadas de acordo com os princípios da ciência industrial, geralmente organizam o trabalho considerando se as demandas sobre os trabalhadores são pesadas ou apenas moderadas. Uma jornada maior é tolerável para trabalhos em que a natureza da tarefa permite vários períodos de pausas para repouso (KROEMER; GRANDJEAN, 2005).

Ritmo de trabalho

Outro ponto fundamental é o ritmo de trabalho, ou seja, o compasso de cumprimento das tarefas ou a forma como os movimentos são aplicados. Tais movimentos podem apresentar velocidades distintas, mais lenta ou mais rápida, conforme a cadência imposta pela corporação para o cumprimento da tarefa. A cadência ou velocidade dos movimentos não deve causar danos à saúde do trabalhador (DINIZ, 2013).

Rio e Pires (2001) relacionam o ritmo de trabalho à velocidade das ações no cumprimento das atividades e ressaltam o papel da ergonomia na busca por descobrir ritmos apropriados para o melhor andamento da saúde e da produtividade na efetivação dos afazeres. Assim, ritmos muito vagarosos podem levar à monotonia, ao passo que ritmos muito acelerados podem resultar em sobrecarga.

>> **DEFINIÇÃO**
Absenteísmo
compreende a soma dos períodos em que o trabalhador se ausenta do trabalho, como atrasos e faltas, e, segundo Souto (1980), tem como causas mais comuns doenças comprovadas e não comprovadas, motivos de ordem de família, atrasos involuntários, faltas voluntárias por razões pessoais, dificuldades financeiras e de transporte, falta de motivação para trabalhar, supervisão deficiente da chefia e políticas impróprias da empresa.

Carga de trabalho

A carga de trabalho é definida como a relação funcional entre as exigências do trabalho e as capacidades físicas e psicológicas do funcionário. Quando essa relação está em desequilíbrio, diz-se que há uma **sobrecarga** ou uma **subcarga de trabalho**, indicando que as exigências da tarefa estão além ou aquém das capacidades do funcionário.

Compreende-se que a carga de trabalho tem um caráter subjetivo, uma vez que o mesmo trabalho analisado de forma objetiva pode apresentar uma carga diferenciada de uma pessoa para outra. A sua avaliação se dá pela maneira como o organismo humano reage, pelo modo de interagir com o meio, pelos estilos de configuração empregada, pelos sentimentos de carga e pelos processos indiretos.

>> Ginástica laboral

Figueiredo e Mont'Alvão (2005) definem **ginástica laboral** como uma atividade física efetuada durante o período de trabalho. Os exercícios procuram compensar os movimentos repetitivos, a ausência de movimentos e as posturas desconfortáveis ou inadequadas durante o exercício da profissão. Costa (2000) destaca que a ginástica, com finalidade fisiológica, psíquica e social, vai além da arte do prazer, constituindo-se em uma arte da vida direcionada à saúde e à beleza, sendo um dos segmentos mais significativos da higiene pública.

Na constante busca por iniciativas que tentem tirar o trabalhador do sedentarismo, muitas empresas investem na ginástica laboral e compensatória, que apresenta vários benefícios posturais e auxilia na socialização do profissional, ajudando ainda a diminuir a ansiedade, a fadiga muscular e a depressão, e colaborando para que o indivíduo recupere sua autoestima, resultando em ganhos de produtividade.

Sabe-se que as condições inadequadas dos postos de trabalho, aliadas às constantes cobranças pelo aumento de rendimento profissional a qualquer custo e ao excessivo ritmo de trabalho, causam danos à saúde humana.

>> **ASSISTA AO VÍDEO**
Para assistir a uma aula de ginástica laboral, acesse o ambiente virtual de aprendizagem Tekne.

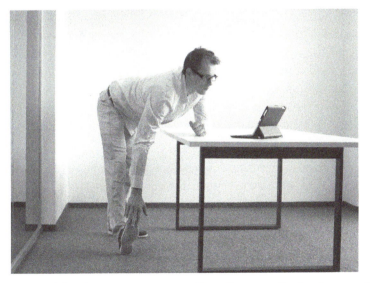

Figura 5.8 A ginástica laboral atua como um mecanismo de prevenção das doenças relacionadas ao trabalho.
Fonte: endopack/iStock.Thinkstock.

Para a execução efetiva da ginástica laboral, voltada à ergonomia, deve haver uma preocupação com os movimentos mais comuns do trabalhador. Comumente, as pesquisas são feitas pelo fisioterapeuta ou pelo instrutor físico. São aplicados exercícios específicos para cada pessoa ou para determinada parte do corpo, geralmente realizados de forma coletiva.

Segundo o *site* Prodergo (20--?), o alongamento é o exercício mais apropriado, por tratar da manutenção e do incremento da flexibilidade. A flexibilidade contribui para a amplitude articular e muscular, promovendo melhorias na postura, atuando preventivamente contra lesões no trabalho, como contraturas ou distensões. Previne ainda o surgimento de câimbras, ao aprimorar a oxigenação, minimizando a retenção de ácido lático no músculo.

De acordo com a Agência Nacional de Vigilância Sanitária (20--?), os exercícios de relaxamento atuam na prevenção de problemas decorrentes do uso do computador, bem como ajudam na reabilitação das pessoas que sofrem algum dano. Podem ser feitos a todo instante, no local de trabalho, sem que o trabalhador tenha que se deslocar ou vestir roupas especiais. A agência relata ainda que a prática correta do relaxamento reduz a tensão muscular, auxilia na circulação sanguínea e diminui a ansiedade, o estresse e a fadiga, ajudando também na prontidão mental, na minimização do risco de lesões, na facilitação da execução das tarefas e no desenvolvimento da consciência corporal, promovendo, assim, o bem-estar geral.

Tipos de ginástica laboral

Diversos autores classificam a ginástica laboral em preparatória, compensatória e de relaxamento, e todas apresentam benefícios aos trabalhadores. Oliveira (2002) e Zilli (2002) estabelecem algumas características desses tipos de ginástica.

Ginástica preparatória ou de aquecimento: é praticada antes de iniciar a jornada de trabalho e dura de 10 a 15 minutos, visando à preparação do colaborador por meio do aquecimento dos grupos musculares exigidos no cumprimento das tarefas, promovendo maior disposição no início das atividades (OLIVEIRA, 2002). Engloba os exercícios de coordenação, equilíbrio, concentração, flexibilidade e resistência muscular. Atua intensificando o organismo de forma fisiológica, prepara para as funções físicas e aprimora o nível de concentração e disposição, aumentando a temperatura corporal, oxigenando os tecidos e ampliando a frequência cardíaca (ZILLI, 2002).

Ginástica compensatória: é feita durante a jornada de trabalho e dura de 5 a 8 minutos, buscando cessar a monotonia funcional com os intervalos para praticar as atividades de compensação aos esforços repetitivos e às posturas inadequadas promovidas nos postos de trabalho (OLIVEIRA, 2002); tem como principal intuito a compensação da tensão muscular adquirida pelo uso demasiado ou impróprio das estruturas músculo-ligamentares. Visa ao aprimoramento da circulação com a remoção dos resíduos metabólicos. Também busca mudar a postura no trabalho, reabastecer os acúmulos de glicogênio e precaver a fadiga muscular. Há indicação de praticar atividades de alongamento e flexibilidade, respiratórias e posturais (ZILLI, 2002).

Ginástica de relaxamento: por meio dos exercícios de alongamento, dura cerca de 10 minutos, acontecendo após o expediente, com o intuito de oxigenar as estruturas requeridas no ambiente laboral. Atua na prevenção de possíveis ocorrências de lesões (OLIVEIRA, 2002), sendo feita por meio de automassagens, treinamentos respiratórios, alongamentos e flexibilidade, bem como meditação. Busca diminuir o estresse, suavizar as tensões, reduzir os índices de desarmonia tanto na corporação quanto na residência, resultando em melhorias da função social (ZILLI, 2002).

» ATENÇÃO
Antes de iniciar as atividades, o trabalhador deve ser orientado pelo fisioterapeuta e/ou educador físico, buscando uma melhor adequação da GL ao biótipo de cada trabalhador. No entanto, há determinadas atividades que praticamente não oferecem contraindicações.

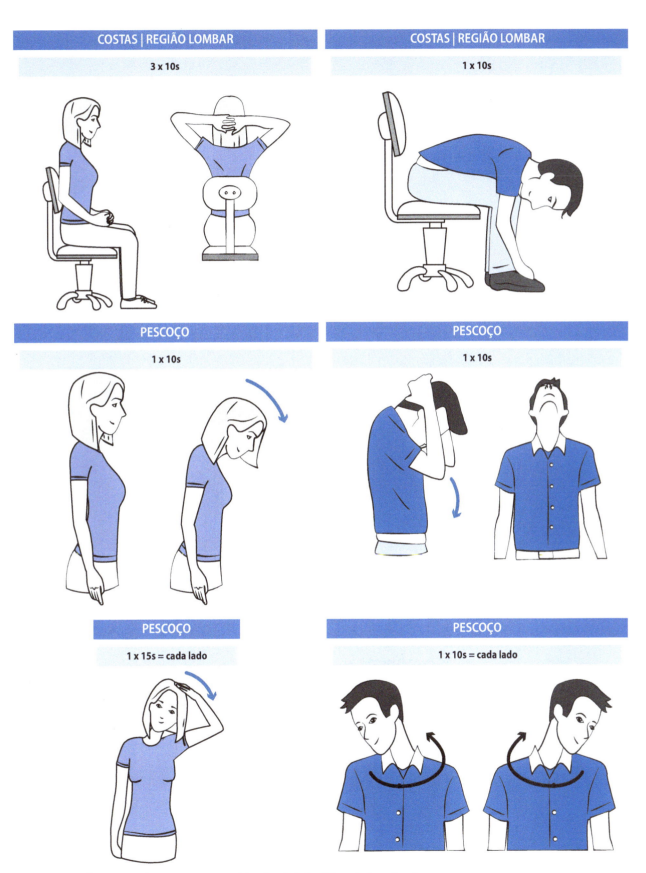

Figura 5.9 Alguns exercícios comuns na prática da ginástica laboral. (*continua*)
Fonte: Autor.

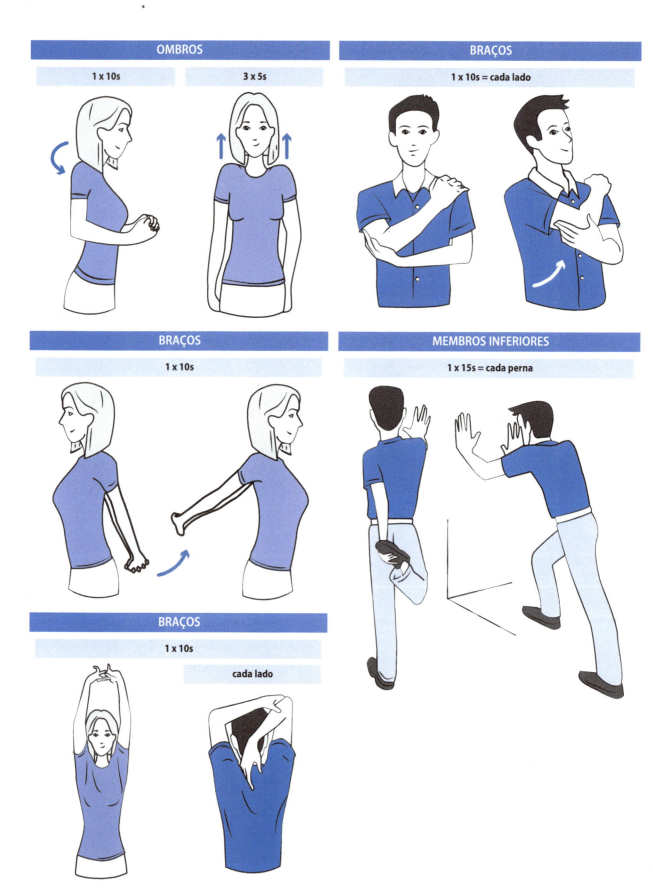

Figura 5.9 *Continuação.*

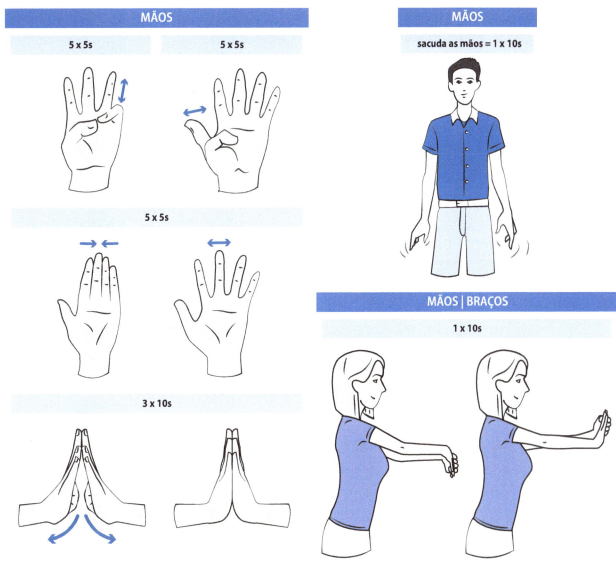

Figura 5.9 *Continuação.*

» Atividade

1. Distinga, com suas palavras, doenças do trabalho de doenças profissionais.
2. Como a legislação brasileira conceitua acidente de trabalho? Segundo a lei, quem é o responsável pela prevenção dos acidentes?
3. O que é uma lesão por esforço repetitivo? Cite algumas profissões que estão mais sujeitas a LER.
4. Qual é a importância da boa postura para a saúde do trabalhador?
5. Discuta com seu colega as vantagens e desvantagens de trabalhar na posição sentada e depois as enumere em seu caderno.
6. De que forma empregador e funcionário podem evitar o desenvolvimento de doenças que acometem o sistema respiratório?

7. O que é PAIR? Como evitá-la?
8. No que consiste o Programa de Conservação Auditiva (PCA)?
9. Descreva, com suas palavras, o que é dermatose ocupacional e explique como preveni-la.
10. Que profissões estão mais sujeitas ao câncer de pele? Que medidas podem ser adotadas para preveni-lo?
11. O que são doenças psicossociais?
12. O que é a Síndrome de Burnout e como o trabalhador pode evitá-la?
13. O que estabelece a NR 17 – Ergonomia?
14. Quais são os objetivos da Organização Internacional do Trabalho?
15. É correto dizer que apenas o uso de equipamentos de segurança e a adoção de medidas preventivas são o suficiente para prevenir doenças e acidentes relacionados ao trabalho? Por quê?
16. Qual é a relevância da Comissão Interna de Prevenção de Acidentes de Trabalho (CIPA)?
17. Por que cuidar da alimentação é um hábito importante para a saúde do trabalhador?
18. As necessidades alimentares diárias de trabalhadores sedentários são as mesmas daqueles que realizam trabalho físico pesado? Explique.
19. Liste as vantagens e desvantagens de cada turno de trabalho (matutino, vespertino e noturno).
20. O que o excesso de horas trabalhadas pode causar à saúde do trabalhador?
21. Qual é a importância de um equilíbrio do ritmo de trabalho e da carga de trabalho para a saúde do trabalhador?
22. O que é ginástica laboral?
23. Descreva os benefícios da ginástica laboral para a SST.
24. Descreva cada um dos tipos de ginástica laboral.

capítulo 6

Análise ergonômica do trabalho

Após conhecer todos os conceitos básicos de ergonomia, podemos abordar em detalhes o processo de intervenção ergonômica chamado de análise ergonômica do trabalho (AET). Este capítulo faz um apanhado geral sobre o método de análise ergonômica do trabalho, as análises de atividade, de demanda e de tarefa, bem como a elaboração do diagnóstico e suas recomendações. São tratados ainda o projeto de postos de trabalho e os sistemas de gestão.

Objetivos de aprendizagem

» Explicar a importância da organização do trabalho para a prática ergonômica.
» Definir o que é uma análise ergonômica do trabalho e listar as etapas de sua realização.
» Analisar a atividade, a demanda e a tarefa segundo a AET.
» Realizar diagnósticos ergonômicos.
» Projetar postos de trabalho segundo a necessidade dos funcionários.

❯❯ Organização do trabalho

Em geral, o trabalho é exercido em uma organização estabelecida, dividida em setores diversificados. Dependendo da empresa, os setores podem ser reduzidos, mas, na maioria dos casos, a empresa estabelecida conta ao menos com os seguintes departamentos: gestão de pessoas, planejamento, produção, vendas e distribuição.

Conforme o tipo da organização, são instituídas as categorias de trabalho, sendo que algumas empresas atuam unicamente na prestação de serviços, e outras, na confecção de produtos. Para que as atividades sejam desempenhadas, os trabalhadores atuam em muitos segmentos, nas mais variadas funções. Partindo desse pressuposto, deve-se considerar que os afazeres são convencionalmente estabelecidos, podendo ser adaptados no instante em que são executados e sofrer a interferência de diversos fatores, como os equipamentos empregados na sua efetivação e o posto de trabalho ou local onde a tarefa é cumprida.

Dul e Weerdmeester (2012) destacam que as condições de trabalho produtivas abrangem homens e máquinas, embora algumas atividades sejam desempenhadas unicamente por homens ou apenas por máquinas. Os trabalhos cujo ser humano registra melhor desempenho não devem ser transferidos para máquinas, valendo a mesma premissa se a situação for inversa.

A organização do trabalho ocorre em forma de ambientes estruturados, sendo um método peculiar e dominante no contexto social, resultando em uma sociedade com amplo número de trabalhadores (BLATTMANN; BORGES, 1998). Sob essa mesma ótica, Lucena (1990) cita que, sendo o trabalho uma forma de realização pessoal, nesse tipo de sociedade de trabalhadores foi constituída uma ligação direta de integração das pessoas no mercado de trabalho, constituindo um meio de vida elementar.

Pela organização do trabalho, estabelece-se a maneira como ocorre a distribuição do trabalho no tempo, levando-se em conta que as pessoas estão inseridas no sistema pessoa – meios de trabalho – ambiente. É por essa coordenação do trabalho que são estipuladas as pessoas que farão determinada tarefa, como será feito, quando, quanto e em que condições físicas, organizacionais e gerenciais será efetuado o serviço (RIO; PIRES, 2001).

Para Carballeda (2000), a organização do trabalho forma uma estrutura com ocupações, divisões de papéis, métodos e diretrizes e, simultaneamente, é um processo de interações sociais com relações interpessoais, teorias de poder, cultura e diversas dinâmicas de grupo. Assim, as mudanças a serem recomendadas pelo ergonomista têm de ponderar sobre esses fatores, levando em consideração a análise da atividade de trabalho e do serviço prescrito, a assimilação das diversas conexões da empresa e os atores e interlocutores da corporação.

> ❯❯ **NO SITE**
> Como vimos no capítulo anterior, a falta de projeto ergonômico pode levar a DORTs. Para saber mais sobre o assunto, acesse o ambiente virtual de aprendizagem Tekne:
> www.bookman.com.br/tekne.

❯❯ Análise ergonômica do trabalho

A **análise ergonômica do trabalho (AET)** é uma das formas de intervenção ergonômica na esfera do trabalho e trata de aspectos físicos, psicológicos e fisiológicos que norteiam as atividades desempenhadas pelo trabalhador no ambiente produtivo. Seu papel elementar é constituir uma ligação entre os entraves arrolados na organização do trabalho e suas implicações geradas ao ser humano. Partindo disso, ela busca evitar ou sanar problemas que comprometem a saúde dos funcionários.

Ao estabelecer uma tática de abordagem ergonômica do ambiente instalado, deve-se manter o enfoque principal no ser humano, ocupante do espaço. Nesse contexto, o ergonomista deve analisar e sugerir mudanças, tanto espaciais quanto culturais, no local de trabalho que visem à qualidade de vida do funcionário, de modo que ele possa realizar suas atividades sem comprometer sua saúde física e mental.

> ## » NA HISTÓRIA
>
> Másculo e Vidal (2011) relatam que, durante o pós-guerra, surgiu uma abordagem inovadora da ergonomia, resultante da necessidade de reconstruir o parque industrial europeu, destruído pelos conflitos. Por meio de um pacto social, o plano de reconstrução estabelecia uma possibilidade de analisar as condições de trabalho. Seu símbolo foi a montadora Renault, vista como o padrão da então recente política industrial na França, sendo a primeira corporação do país a instituir um laboratório industrial direcionado à ergonomia.
>
> Com o surgimento da escola francesa, que buscava uma maneira de arquitetar apropriadamente os postos de trabalho pesquisando-os, Suzanne Pacaud, em 1949, instituiu a análise da atividade em situação real, depois retomada por Obrendame e Faverge como análise do trabalho, em 1955. A premissa era a necessidade de pesquisar etnograficamente o funcionamento do projeto do posto de trabalho, apontando uma discrepância entre as hipóteses e o resultado das pesquisas. Então, em 1966, Alain Wisner estabeleceu a análise ergonômica do trabalho (AET).

Segundo Másculo e Vidal (2011), a AET se constituiu em um conjunto estruturado e intercomplementar de análises situadas, de natureza global e sistemática, sobre os determinantes da atividade das pessoas em uma organização. A análise é resultante da demanda que gera as ações ergonômicas e busca definir a origem do problema, sendo a base para a elaboração de um diagnóstico. Entre as premissas da AET, destacam-se:

» Compreender a situação de trabalho e suas implicações.

» Verificar as competências e restrições ergonômicas.

» Efetuar um diagnóstico para investigar as circunstâncias mais preocupantes.

» Analisar os postos de trabalho e o ambiente no qual as tarefas são cumpridas.

» Emitir pareceres.

» Buscar soluções de melhorias, oferecendo indicações de adequação em diversos âmbitos.

De acordo com Brasil (2002), a AET é um método de construção e participação que visa sanar uma dificuldade complicada. Para isso, requer ciência sobre os afazeres, a função desempenhada para concretizá-las e as problemáticas sofridas até obter o desempenho e a produtividade estabelecida.

Para Terssac (1990), a AET analisa as situações de trabalho, como o comportamento, a fim de identificar ações que conduzem a relação interpessoal e o sistema de coação no qual elas se desenvolvem. Assim, é possível constatar diferenças entre a tarefa prescrita e a atividade real, analisando a forma de reajuste ou regulação.

A AET se constitui em um apanhado de métodos e técnicas, cuja fonte fundamental de informação é pesquisar as atividades dos indivíduos, objetivando mudar as situações de trabalho (VASCONCELOS, 2000). Segundo Cardoso Júnior (2007), a grande premissa da análise ergonômica é identificar os problemas observados pelos trabalhadores, que resultam em deterioração do conforto e queda de produtividade, interferindo na segurança do trabalho.

Já Abrantes (2004) defende que o objetivo da AET é definir as condições que colaboram para o aparecimento de uma sub ou sobrecarga de trabalho do público pesquisado. Para tanto, a pesquisa requer a verificação da maneira como os indivíduos se ressentem dessa responsabilidade.

> **IMPORTANTE**
> A AET visa compreender as formas de produção por meio de observações, medidas e apontamentos sobre as condições de trabalho. Partindo dessa conjectura, são avaliadas as informações acerca da produção, ponderando sobre ações, como níveis de sub e sobrecarga e retrabalho, jornadas extras de trabalho e quantidade de produção por operário.

> **IMPORTANTE**
> A AET detalha as condições de realização da atividade, podendo corrigir as falhas. Para tanto, sua aplicação engloba os supervisores, os operadores e um técnico, sendo fomentado por um profissional que entenda de ergonomia. A análise ergonômica envolve questões de levantamento, transporte e descarga individual de materiais; mobiliário e aparelhamentos dos postos de trabalho; condições ambientais de trabalho e a organização do trabalho, conforme as especificações da NR 17 (ABRANTES, 2004).

É preciso analisar o ambiente de trabalho para completar as análises ergonômicas do trabalho e auxiliar na quantificação da exposição aos agentes prejudiciais à saúde dos colaboradores. Com relação à ergonomia de correção, Baú (2002) diz que ela atua frente ao erro ergonômico alojado no ambiente de trabalho, buscando a minimização dos problemas e correção por meio de adaptações, que geralmente apresentam custo baixo. Todavia, para os erros mais complexos, é necessário o auxílio de um instrutor, o qual, além de explicar a importância de um projeto ergonômico, definirá as fases a serem obedecidas.

Por meio da AET, identifica-se o trabalho, com a descrição da maneira de operar, de seus agravantes, das comunicações, do trabalho coletivo, das aptidões exigidas pela função e das que os trabalhadores já possuem. Também se assimila na atividade de cada pessoa fatores como postura, esforço, busca de informação, tomada de decisão e comunicação. Assim, são compreendidos fatores determinantes relacionados à corporação, como projeto de posto de trabalho, organização do trabalho formal, restrição de tempo e aspectos relacionados ao operador, como idade, atributos antropométricos, experiências (SOUZA, 1994).

Em uma analogia entre a porta de entrada e a porta dos fundos da empresa, Couto (1998) diz haver duas formas de obter informações para elaborar a AET:

1. A primeira adentra exclusivamente pela porta da frente e envolve os planos superiores e de chefias, podendo haver omissão e desconhecimento de informações por parte de quem as transmite.
2. A outra forma engloba a porta dos fundos, dialogando com pessoas que atuam diariamente com os processos e os problemas cotidianos e que sofrem os efeitos das condições insatisfatórias no ambiente de trabalho. Assim, são obtidos resultados mais claros.

Conforme vimos em capítulo anterior, é necessário o estudo dos movimentos corporais humanos, indispensáveis para efetuar uma tarefa. Conforme o tempo é despendido em cada movimento, são cobradas ações, como conhecimento sobre o desempenho individual na atividade laboral; discussão dos objetivos da pesquisa com as pessoas envolvidas; aceitação do detentor do cargo a ser avaliado e esclarecimento das responsabilidades (IIDA, 2005).

A implantação da AET é um importante mecanismo de auxílio na assimilação de entraves no processo produtivo. Para isso, deve-se utilizar o conhecimento da demanda, da tarefa e da atividade, a fim de aprimorar a relação trabalho *versus* homem (CARVALHO, 2007).

A AET é dividida em três fases: análise da demanda, análise da tarefa e análise da atividade. Os levantamentos de dados nessas três fases permitirão elaborar um diagnóstico da situação de trabalho e a elaboração de recomendações (FIALHO; SANTOS, 1995).

Quadro 6.1 » Divisão da análise ergonômica do trabalho

Fases da AET	Objetivo
Análise da demanda	Definir os problemas a serem resolvidos.
Análise da tarefa	Estudar as condições de trabalho nas quais o trabalhador exerce suas atividades.
Análise da atividade	Estudar o comportamento humano no ambiente de trabalho.

A seguir conheceremos essas fases em detalhes.

» Método de análise ergonômica do trabalho

Para analisar o trabalho humano, a ergonomia conta com o auxílio das técnicas e dos métodos científicos, observando fatores como postura, exploração visual e deslocamento. A metodologia ergonômica deve abranger a relação do *design* e o incremento de métodos com embasamentos ergonômicos.

Por meio dos resultados obtidos com os trabalhadores, são identificadas as implicações que podem interferir nas condições de trabalho. A técnica de análise ergonômica do trabalho (AET) tem embasamento em procedimentos comparativos, sendo avaliadas diversidades, como idade, qualificação e sexo.

Guérin et al. (2001) destacam que a AET é uma edificação estabelecida com base na demanda, assumindo forma no desenvolver da ação. Geralmente, a ação ergonômica em uma organização advém de uma demanda gerada por vários interlocutores, cabendo ao ergonomista avaliar as condições de trabalho. Ele deve apreender o funcionamento da organização dialogando com os interlocutores, analisando documentos e indicadores de produção e de qualidade. Esse estudo preliminar permite avaliar a corporação e as possibilidades de transformação para a construção das hipóteses iniciais, ou seja, da AET.

Outra medida consiste nas informações abertas que resultam na análise da atividade de trabalho dos trabalhadores, devendo o ergonomista compreender os motivos da demanda e o processo em um contexto atual. Por meio das observações abertas são obtidos elementos detalhados acerca da atividade dos operadores, das táticas empregadas por eles e da interação entre eles o ambiente que os norteia. Nessa situação, estabelece-se uma relação entre "constrangimentos, indicadores de produtividade e a atividade de trabalho". Assim, é possível compreender como os entraves identificados interferem na saúde e na produtividade do trabalhador (GUÉRIN et al., 2001).

As pesquisas prévias permitem a elaboração das hipóteses. Partindo deste princípio, são realizadas pesquisas de campo, diagnósticos e intervenções ergonômicas a fim de amenizar os transtornos ocasionados pela postura inadequada e pela realização de esforços repetitivos nas mais variadas funções.

Para a execução do planejamento e do controle das condições do ambiente onde os colaboradores trabalham, é necessário identificar, avaliar e eliminar os riscos existentes no local de trabalho, visando a viabilizar maior segurança ao profissional (PACHECO JUNIOR et al., 2000).

Ao efetuar a análise ergonômica (parecer ou laudo), devem ser verificadas as condições de trabalho: posto de trabalho, níveis de pressão, modo de atuar, ritmo, postura e situações ambientais, como níveis de ruído, temperatura, iluminação. De acordo com Vidal (2003), de ordem quantitativa e qualitativa, as análises ergonômicas permitem delinear e decifrar o que acontece na atividade alvo da pesquisa.

A metodologia ergonômica trata das normas regulamentadoras (NRs) que, quando aplicadas corretamente, auxiliam os trabalhadores nos mais variados postos de trabalho. Conforme o Manual de Aplicação da Norma Regulamentadora NR 17 (BRASIL, 2002), a AET é um método construtivo e participativo para sanar entraves complexos que demandam o conhecimento das tarefas e da atividade enfrentadas na sua efetivação e para alcançar o desempenho e a produtividade estabelecidos.

> » **DICA**
> Para efetuar a AET, levante dados por meio de entrevistas com os colaboradores, diretores e gestores, a fim de verificar as condições de produção, os recursos disponíveis, a efetivação do serviço, entre outras informações.

> » **IMPORTANTE**
> Segundo Abrantes (2004), a análise ergonômica examina as situações de trabalho que requerem esforços físicos, posturas rígidas ou movimentos repetitivos. Mas, também é preciso pesquisar os índices de frequência e de absenteísmo, a gravidade dos acidentes, a rotatividade exacerbada e as tarefas onde há pagamento de produtividade. Em muitos casos, os índices de frequência e a gravidade de acidentes denotam a inadequação de algum fator utilizado no sistema organizacional. Já a ocorrência de acidentes talvez tenha origem na inadequação da interação "homem – tarefa – ambiente".

» **NA HISTÓRIA**
Em termos históricos, a metodologia da análise ergonômica do trabalho se desenvolveu seguindo a evolução tecnológica. Em um primeiro momento, ficou centrada no ser humano e na adequação do posto de trabalho, sendo analisado o sistema homem-máquina. Após a Segunda Guerra Mundial, também passou a agregar o estudo de fatores como a recepção, o tratamento e a transmissão da informação, incorporando o aspecto cognitivo ao trabalho. Já na década de 1980, além da ótica do posto de trabalho, é agrupada a ciência de complexidade do sistema (VICENT, 1999).

» **DICA**
Segundo Abrantes (2004), nos casos de levantamento, transporte e descarga manual de materiais, aplique o Critério NIOSH, buscando verificar se a execução da tarefa encontra-se no limite da tolerância humana. Com o auxílio de aparelhos, como os dinamômetros e modelos biomecânicos, verifica-se a potencialidade de risco de alguns esforços efetuados.

Sob a perspectiva de Assunção (1992), a análise, pesquisa e intervenção ergonômica têm o objetivo de propiciar situações de trabalho ajustadas às propriedades psicofisiológicas do ser humano, respeitando suas limitações. O enfoque ergonômico prima pela mudança das situações de trabalho, de modo a haver uma adaptação da forma de produção, do ambiente e dos equipamentos ao trabalhador.

Ao mencionar a metodologia da AET, Assunção (1992) destaca que são priorizadas as condições e relações evidenciadas na execução dos afazeres, instituído "trabalho real", por meio de observações livres e metódicas do trabalhador em "atividades". O objetivo é estabelecer um diagnóstico das decorrências para o homem e para a produção. Para fazer os estudos, a ergonomia tem embasamento em apreciações adquiridas no processo de investigação, relacionadas à compreensão das relações de trabalho instituídas entre os trabalhadores do setor avaliado. Também objetiva-se minimizar as consequências relacionadas ao distanciamento entre a concepção e a efetivação do trabalho.

Para Ferreira e Righi (2009), a metodologia destinada ao enfoque analítico e conclusivo está norteada de forma análoga aos enfoques habituais nos métodos de projeto, em segmentos como engenharia, design e arquitetura. São pesquisadas as seguintes fases:

- » Concepção da situação.
- » Definição de condições como tarefa, o que se pretende, e de condicionantes como a atividade e o que é pretendido, em decorrência da realidade percebida.
- » Confronto entre requisitos e condicionantes.
- » Diagnóstico, conceituação e proposições.

Partindo desse princípio, para a concretização da metodologia de análise ergonômica, são consideradas as seguintes características: compreender a situação da análise da demanda; pesquisar condições de atendimento da tarefa prescrita, dos meios e da forma de produção; avaliar as áreas livres ou de alcance necessárias para a execução da tarefa; analisar a postura e a movimentação humana. Também são considerados o estudo dos condicionantes impostos pela atividade, como levantamentos da situação de referência, a observação e análise da atividade, a confrontação da tarefa com a atividade e, por fim, a elaboração do diagnóstico (FERREIRA; RIGHI, 2009).

O Manual de Aplicação da NR 17 (BRASIL, 2002) estabelece que a análise ergonômica do trabalho deva conter, no mínimo, as seguintes etapas:

- » Análise da demanda e do contexto.
- » Análise global da corporação.
- » Análise da população de trabalhadores.
- » Definição das situações de trabalho a serem estudadas.
- » Descrição das tarefas afixadas e reais e das atividades elaboradas para realizá-las.
- » Instauração do pré-diagnóstico.
- » Observação metódica da atividade e dos recursos disponíveis para fazer a tarefa.
- » Preparação e validação dos diagnósticos.
- » Estabelecimento de um projeto de modificações e/ou alterações, de um cronograma para a sua implantação, bem como a elaboração de um acompanhamento dessas modificações e alterações.

» Análise da atividade, da demanda e da tarefa

Para compreender a importância da intervenção ergonômica na promoção do melhor funcionamento dos meios estruturais, físicos e ambientais na esfera do trabalho, é necessário conhecer temas significativos da AET.

Partindo disso, são efetuados três tipos de análise: da atividade, da demanda e da tarefa. Por meio dessas análises, é possível elaborar programas de aperfeiçoamento na percepção e no estabelecimento da organização do trabalho, bem como adotar ações práticas, como a instituição de programas de treinamento, que resultem em benefícios ao trabalhador e, consequentemente, à empresa.

» Análise da atividade

Pela análise da atividade (ou seja, das ações efetuadas para o cumprimento de uma determinada tarefa ou atribuição), é possível apurar a real condição de trabalho – por que e de que forma as tarefas do funcionário estão sendo cumpridas.

A análise da atividade é realizada por meio da observação das atividades físicas e intelectuais do trabalhador. As **atividades mentais** estão relacionadas aos níveis de detecção, discriminação e interpretação das informações, além dos níveis de tomada de decisão e ação (FERREIRA; RIGHI, 2009), e as **atividades físicas** contemplam todas as posturas e os movimentos necessários para a execução das atividades.

Sob a ótica de Laville (1977), o objetivo da análise da atividade é verificar as cobranças e verdadeiras circunstâncias de execução da atividade e das atribuições dos trabalhadores no cumprimento das tarefas que lhes foram delegadas, possibilitando o questionamento substancial da demanda inicial.

De acordo com Wisner (1990), ao avaliar a atividade, são pesquisados os predicados do operário, os fatores que influem o ambiente laboral e a maneira como os operadores recebem e apreendem tais atribuições. O resultado do trabalho é representado pela articulação dessa interação. Dessa forma, conforme a circunstância em que o operário é confrontado, ele é visto como o sujeito ativo do processo, uma vez que ele pode transformar permanentemente a sua atividade, como um modo de corresponder às demandas que surgem.

> » **IMPORTANTE**
> A análise da atividade consiste em compreender o que é feito, de que forma, com que ferramentas/equipamentos, onde, quando e quantas vezes. Por meio da análise da atividade, ainda, consegue-se identificar os mecanismos de gestão da empresa (DINIZ, 2013).

» Análise da demanda

Segundo o Manual de Aplicação da NR 17 (BRASIL, 2002), a AET inicia pela demanda, cujas origens podem advir de fatores como saúde, aspectos sociais e legais. Para efetuar a análise da demanda, alguns pontos precisam ser observados previamente, como o estabelecimento acerca dos objetivos da demanda e o rumo que o estudo deve seguir. Outros apontamentos também são importantes. É necessário ter em mente as soluções disponíveis para a coleta de dados e a possibilidade de antever prováveis entraves até a sua finalização. Esse tipo de análise estabelece os segmentos mais cruciais do ambiente de trabalho.

Ao mencionar a importância da análise da demanda na intervenção ergonômica, Guérin et al. (2001) comentam que há hipóteses fundamentais para que a intervenção ergonômica ocorra, norteando as ações do ergonomista para a análise. Sua constituição pode resultar da origem de um projeto de concepção que transforme a atividade dos colaboradores da organização. Ela também deve ser estabelecida de acordo com seu progresso permanente, procurando aprimorar os aspectos não resolvidos.

Segundo Wisner (1987), por meio da análise da demanda o analista consegue reconhecer a situação de trabalho e posicionar os entraves identificados em relação aos demais problemas encontrados. Ela tem a finalidade de expor os problemas para se elaborar um plano de estudo. Quanto às possíveis falhas deste tipo de análise, estas talvez resultem em ações medíocres, nulas ou negativas. Em decorrência disso, de acordo com o autor, essa fase é a mais expressiva, devendo ser levadas em consideração características como:

» Representatividade do autor da demanda.

» Origem da demanda, se ela é real e formal.

» Problemas aparentes e fundamentais.

» Perspectivas de ação

» Meios disponíveis.

» **IMPORTANTE**
Para Fialho e Santos (1995), ao efetuar corretamente a análise da demanda, é possível verificar se os problemas são originados da falta de treinamento, buscando a compreensão dos reais objetivos para a sua efetivação. Com o intuito de evitar falhas, deve-se identificar e avaliar a origem da demanda. Ela pode ocorrer com base nas necessidades da administração organizacional, dos operários, dos sindicatos, representando uma percepção relacionada à situação de trabalho de quem a estabelece.

» Análise da tarefa

Para um melhor entendimento acerca desse tipo de análise, é necessário compreender o significado de tarefa. De acordo com Falzon (2007), a **tarefa** compreende o que é prescrito pela empresa e o que é imposto como dever a ser concretizado. Tal determinação é estabelecida por meio de um objetivo e pelas condições de seu cumprimento. Por sua vez, o objetivo deve ser a condição final almejada, podendo ser deliberada especificando o que tal condição deve atender.

Para tanto, são usados os seguintes procedimentos: metodologias de trabalho, instruções, estados e intervenções cabíveis. Também são pautadas questões como as condições de segurança e de tempo, ou seja, o ritmo, os prazos e os recursos disponíveis, como documentação, materiais e máquinas. São analisadas ainda peculiaridades do ambiente físico de trabalho, as condições cognitivas e coletivas. No caso dos aspectos coletivos, avaliam-se os níveis de presença ou de ausência dos colegas, de hierarquia, os mecanismos de apoio e as formas de comunicação. As formas de remuneração, de controle e as possíveis sanções integram as condições sociais do trabalho (FALZON, 2007).

Segundo Alves (1995), a tarefa é uma forma de apreensão real do trabalho, que visa diminuir o trabalho improdutivo e aumentar o trabalho produtivo. Tais metas são atingidas por meio de ações que suprimam as condições danosas de trabalho e que instaurem procedimentos mais hábeis. A compreensão da tarefa também pode abranger uma forma de definir o trabalho em alusão ao tempo.

Pode ocorrer um distanciamento entre o que foi estabelecido pela empresa e o que é realizado pelo trabalhador, quando se institui a tarefa como uma série de decisões criadas de forma externa ao funcionário, impondo-lhe uma forma de agir no trabalho em determinado período de tempo (GUÉRIN et al., 2001).

Conforme lida (2005), a análise da tarefa constitui-se na primeira etapa do posto de trabalho, constituída de ações humanas que permitem que o sistema alcance seu escopo. Antes de efetuar ações como a aquisição de equipamentos, acessórios e móveis, deve ser iniciada a análise da tarefa, cuja efetivação ocorre em três níveis:

1. Descrição da tarefa, em nível global.
2. Descrição das ações, em nível mais detalhado.
3. Revisão crítica para reparar os eventuais problemas.

Segundo Diniz (2013), é necessário obter descrições das tarefas executadas pelos trabalhadores e representá-las, antever problemas e avaliar os preceitos funcionais. A tarefa precisa ser inserida em seu contexto, e sua descrição, obedecer a fatores como escopo, projeto de funcionamento, divisão da tarefa, pressão temporal e regulamento.

A definição da tarefa precisa ter particularidades definidas, sendo que nem tudo é de conhecimento de quem a executa. Considera-se a descrição completa para seu operador quando ele pode executá-la prontamente, sem a necessidade de empregar conhecimentos precedentes (MONTMOLLIN, 1995).

Ferreira e Righi (2009) comentam que a compreensão da situação passa pela contextualização do problema indicado pela tarefa analisada, de formas interna e externa à companhia. Ao avaliar o nível externo à empresa, pondere sobre os indicadores de saúde, as condições sociais, os contextos técnico e tecnológico da inclusão da companhia e os fatores legais em vigor. Sob o aspecto interno, considere itens como política, tática, sistema de produção, modelo de gestão de pessoal, índices de acidentes, além de variáveis como saúde ocupacional, tensões e conflitos.

Para Ferreira e Righi (2009), a análise da tarefa inclui a assimilação e compreensão de dois temas:

1. Trabalho prescrito ou instrução de trabalho e condições físicas para o cumprimento da tarefa. Inclui fatores como o meio de inserção da tarefa: *layout*, mobiliário, equipamentos e espaços de trabalho. Avalia as cargas física e mental de trabalho demandada, condições psicossociológicas e de tempos de produção.
2. Condições físicas da tarefa, que envolvem o trabalho muscular estático e/ou dinâmico, a postura concretizada na atividade, as peculiaridades das superfícies de trabalho e assento, níveis de acessibilidade, formas de comunicação e acionamentos.

≫Diagnóstico e recomendações

Para primar pela qualidade de vida do trabalhador, são empregadas diversas ações, nos mais variados segmentos organizacionais. O estabelecimento de um plano de ação organizacional surge como um mecanismo fundamental para amenizar alguns problemas e corrigir prováveis falhas. Partindo disso, a elaboração de um **diagnóstico ergonômico** eficaz das situações de trabalho pelo ergonomista se torna um importante aliado do trabalhador e, por conseguinte, da organização como um todo. A finalidade do diagnóstico é verificar os problemas encontrados nos postos de trabalho.

Por meio do diagnóstico, é possível apontar mudanças que geralmente proporcionam melhorias, como mais conforto ao operário, melhor adaptação dos postos de trabalho, redução dos proble-

> ≫ **IMPORTANTE**
> A análise da tarefa tem o intuito de promover subsídios relativos ao que deve ser feito e ao trabalho que é concretizado, reiterando a importância das condições nas quais as tarefas são cumpridas. São observados os aspectos ambientais, técnicos e organizacionais do ambiente de trabalho, bem como a acomodação dos equipamentos, os níveis de ruído, ventilação e iluminação, além do ritmo de trabalho.

> ≫ **DICA**
> Ao descrever a tarefa, considere que há elementos implícitos não mencionados, mas que devem ser analisados. Em certos casos, não há descrição apropriada da tarefa, ou ela ocorre de modo abrangente, levando seu operador a estabelecer as técnicas apropriadas (MONTMOLLIN, 1995).

» **IMPORTANTE**
O objetivo do diagnóstico ergonômico é entender o funcionamento da corporação, considerando a atividade dos trabalhadores e, concomitantemente, buscando identificar as variáveis relacionadas à compreensão dos problemas verificados, sem deixar de ater-se ao aspecto pleno da circunstância avaliada (DANIELLOU, 1996).

mas de ordem ambiental, como níveis de ruído, de temperatura e de luminosidade, entre outros. Tais transformações impactam positivamente na saúde do trabalhador, no cumprimento das tarefas e na qualidade do trabalho, podendo resultar em maior produtividade e redução de gastos com retrabalhos, faltas e absenteísmo.

Sob essa mesma ótica, Ferreira e Righi (2009) comentam que a fase de diagnóstico compreende as condições técnicas para o cumprimento da tarefa, os fatores ambientais onde a atividade é concretizada e as condições organizacionais do trabalho.

Segundo Crystol apud Castillo e Villena (2005), inicialmente o diagnóstico incide na obtenção e estruturação de sinais. Os primeiros sintomas ou constatações ocorrem por um método indutivo, dando origem às primeiras hipóteses. Por meio do processo indutivo, é possível passar dos indicativos particulares para uma abordagem ampla; para a obtenção das informações, é importante optar por uma metodologia rigorosa, evitando problemas na preparação de hipóteses. A maioria dos diagnósticos centralizados nos sistemas de produção demanda tempo para reunir as condições de efetivação e de valorização.

A mesma fonte afirma ser possível a elaboração do diagnóstico em um tempo reduzido, em subclasses peculiares, mas isso não acontece em um preceito sócio-técnico. Para a produção do diagnóstico, é necessário compreender os objetivos almejados ao observar os desempenhos. Em um primeiro momento, o diagnóstico possibilita a constituição das hipóteses, ao passo que, em um segundo momento, busca-se a verificação destas hipóteses, podendo ser confirmadas ou rejeitadas.

Com o caderno de encargos de recomendações ergonômicas (CERE) são colocadas as sugestões de melhoria das condições de trabalho, que certamente representarão mais qualidade de vida no trabalho e ganho de produtividade. Tecnicamente, a intervenção ergonômica feita pela AET limita-se ao diagnóstico ergonômico e à preparação do CERE. Por meio do CERE, são identificados e apontados os temas em desacordo, devendo estes ser consentidos, para sanar os problemas assinalados (CASTANHA, 2007).

Por meio do diagnóstico ergonômico, é registrado o comparativo entre tarefa e atividade e os ajustes a serem efetuados no serviço. Por meio do CERE, são estabelecidas as adequações a serem propostas para adaptar a tarefa ou a atividade. A emissão do diagnóstico e do CERE visa a constituir os critérios para as atividades executivas e/ou projetuais, por meio das quais os problemas percebidos são resolvidos (RIGHI, 2010).

Ao mencionar o papel do diagnóstico, Esteves (2003) cita que este deve ser compreendido como uma sinopse da AET, confirmando as hipóteses elaboradas em fases distintas da AET e buscando identificar o problema que ocorre no sistema. Após a instituição do diagnóstico, deve ser sugerida a redação do CERE com as seguintes sugestões:

» Apresentar os fatores críticos sob a perspectiva ergonômica.

» Sintetizar as recomendações nos níveis normativos gerais e específicos da situação analisada.

» Permitir o alcance dos objetivos visados pela intervenção ergonômica, promovendo melhoria das condições de trabalho e o aumento da produtividade.

» Projeto do posto de trabalho

As recomendações ergonômicas para o projeto de ambientes de trabalho são baseadas apenas em parte nas medidas antropométricas, pois os modos de comportamento dos trabalhadores e as exigências específicas do trabalho também precisam ser levados em consideração. Assim, as recomendações publicadas em livros ou normas podem ser bastante arbitrárias. Ainda, a maioria das especificações normatizadas são elaboradas por comitês, nos quais os interesses mais variados estão representados: fabricantes, associações de indústrias, sindicatos, empresários e ergonomistas. As normas resultantes parecem razoáveis e aplicáveis na maioria dos casos, mas nem sempre ideais aos olhos do ergonomista atuando na prática. Por isso, não é surpreendente que os estudos de campo e a experiência prática nem sempre confirmem as recomendações das normas vigentes (KROEMER; GRANDJEAN, 2005).

Segundo Margaritis e Marmaras (2007), o projeto da disposição física de postos de trabalho com preceitos ergonômicos é muito complexo. Isso ocorre porque, buscando atender a condições muitas vezes contraditórias, diversos elementos interagem e mudam com o decorrer do tempo.

Conforme Iida (2005), o projeto do posto de trabalho apropriado requer conhecimento sobre a natureza da tarefa, o equipamento, as posturas e o ambiente. Para os novos projetos, tais informações podem ser obtidas por meio de outra tarefa ou aparelhamento análogo, bastando, para isso, empregar recursos, como entrevistas, observações, questionários ou filmagens.

Sob esta mesma perspectiva, Iida (2005) cita que o projeto do posto de trabalho integra um projeto mais completo das disposições produtivas, denominado **arranjo físico** ou ***layout* de fábricas e escritórios**. A implementação das instalações ocorre em três etapas:

Projeto do macroespaço: por meio de uma análise do espaço global da organização, são estabelecidas as dimensões de cada departamento e dos espaços secundários, como estoques e manutenção. É definido o fluxo geral de materiais, da entrada da matéria-prima à saída dos produtos acabados. Em todas as fases, é estabelecida a equipe de trabalho com os instrumentos envolvidos no processo.

Projeto do microespaço: o enfoque é em cada unidade produtiva no posto de trabalho. Compreende o operário em seu ambiente imediato, os instrumentos de trabalho e as condições locais de temperatura e ruídos.

Projeto detalhado: institui as qualidades da interface homem-máquina-ambiente, buscando a adequação desses subsistemas. Nesta fase, são projetadas e selecionadas as ferramentas de informação e de controle adequadas à natureza e às exigências do trabalho.

Ainda de acordo com Iida (2005), nesses níveis há a contribuição ergonômica. Na condição macro, pesquisa-se o ambiente, suas condições de iluminação, temperatura e ruídos, e é feita a organização do trabalho por horários e turnos, trabalhos em equipe, sistemas de transporte e outros. No plano micro, a ergonomia estuda o posto de trabalho, sendo analisados, de forma detalhada, os controles e manejos e os dispositivos de informação.

> » **DEFINIÇÃO**
> **Posto de trabalho** é a forma física do sistema homem-máquina-ambiente, constituindo uma unidade de produção que abrange o trabalhador e os instrumentos usados por ele para cumprir suas tarefas, além do ambiente onde as realiza (IIDA, 2005).

> » **PARA SABER MAIS**
> Para saber mais sobre o projeto de estações de trabalho, consulte o Capítulo 5 da obra *Manual de Ergonomia: adaptando o trabalho ao homem*, 5.ed., da Bookman Editora.

> » **ATENÇÃO**
> O projeto de estações de trabalho deve facilitar a movimentação do corpo, em vez de promover a manutenção de posturas estáticas. No entanto, movimentos excessivos, tais como na digitação ou no uso de ferramentas manuais, também devem ser evitados.

> **》 DICA**
>
> Ao projetar o posto de trabalho, pense no tempo de permanência em uma mesma posição. Preveja a alternância entre a postura sentada e em pé, bem como o trabalho dos olhos e das mãos, a movimentação de braços e ombros, a postura da coluna e a posição das pernas. O ergonomista deve primar pela busca da forma mais adequada de prevenir desconfortos no expediente de trabalho.

Neste mesmo contexto, Monteiro et al. (1997) citam que o posto de trabalho deve motivar a postura apropriada para o cumprimento da tarefa, uma vez que, no desempenho das funções, a postura é tão significativa quanto a promoção da saúde e a redução dos níveis de estresse e desconforto no trabalho. A postura inadequada resulta em dor, o que pode limitar a atuação do trabalhador (MONTEIRO et al., 1997).

Sob esta mesma ótica, conforme a disposição das ferramentas de trabalho, as mãos permanecem mais próximas ou mais afastadas do corpo. A maior proximidade do corpo promove mais conforto. Exemplificando: uma mesa com profundidade de 80 cm é apropriada para a pessoa que trabalha com muitos equipamentos, documentos e materiais, já que possibilita a inserção do monitor de computador em uma posição mais distante. Portanto, na instalação desses utensílios, deve-se adequar o espaço disponível, delineando o trabalho das mãos em quatro zonas, seguindo a posição dos braços (BRANDIMILLER, 1999).

De acordo com a espécie de serviço a ser efetuada, são utilizados os instrumentos de trabalho. Assim, nem sempre o que é confortável e prático para executar uma atividade o será para a execução de outra. Ao planejar ou otimizar a disposição do posto de trabalho, adapte-o ao tipo de serviço a ser realizado. Para isso, vale lembrar que a forma de uso de equipamentos, acessórios, documentos e outros materiais de trabalho também deve ser pensada (BRANDIMILLER, 1999).

O projeto do posto de trabalho requer diversas ações. Primeiramente, verifique as propriedades do serviço, dos instrumentos e do meio onde esse trabalho será executado. Em um segundo momento, outras ações são tomadas. É importante definir as prioridades para o trabalho manual, realizar as medidas antropométricas por meio da identificação dos trabalhadores que farão a tarefa para estabelecer as medidas e regulagens dos móveis e demais dispositivos. Ao planejar os móveis, são esquematizados locais apropriados para a acomodação de mãos, braços, troncos, pés e pernas. Também é tomado certo cuidado para a adequação ao ângulo de visão do trabalhador. É pesquisada, ainda, a movimentação da cabeça e da nuca.

Ao iniciar um projeto, determine seu grau de abrangência. Para criar o posto de trabalho, siga estas etapas: análise da atividade, arranjo físico e dimensionamento do posto de trabalho, construção e teste do modelo e ajustes individuais. Quanto ao arranjo físico ou *layout*, considere a distribuição do espaço e o posicionamento dos componentes do posto de trabalho. Ao projetá-lo, considere que os itens mais utilizados estejam ao alcance imediato do trabalhador. Pense na frequência de uso do objeto: faça um agrupamento funcional dos utensílios, respeitando sua sequência de uso e a intensidade de fluxo, e estabeleça ligações preferenciais.

No caso da **reconfiguração do posto de trabalho existente**, é feita uma AET buscando verificar se o sistema vigente possibilita conforto e saúde ao trabalhador e se há algo inadequado no equipamento. É possível apontar registros de fadigas físicas, visuais e mentais, dores localizadas em regiões corporais e desconfortos causados por fatores ambientais, como ruídos, poeiras, calor, reflexos, sombras, verificando ainda condições críticas, como índices de absenteísmo e registros de doenças ocupacionais (IIDA, 2005).

>> Atividades

1. O que é organização do trabalho? Qual é sua relação com a prática ergonômica?
2. Defina, com suas palavras, a análise ergonômica do trabalho e seu objetivo.
3. Para realizar uma AET, basta apenas consultar a alta gerência da empresa? Explique.
4. Resuma, com suas palavras, as análises da tarefa, da demanda e da atividade, destacando suas diferenças.
5. Para que serve um diagnóstico ergonômico?
6. É correto afirmar que, para projetar um posto de trabalho, basta seguir as recomendações de algum manual da área? Por quê?

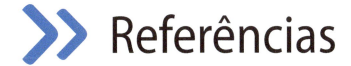

Referências

ABRANTES, A. F. *Atualidades em ergonomia*: logística, movimentações de materiais, engenharia industrial, escritórios. São Paulo: IMAM, 2004.

ABRANTES, J. A ergonomia cognitiva e as inteligências múltiplas. In: SIMPÓSIO DE EXCELÊNCIA EM GESTÃO E TECNOLOGIA, 8., 2011, Resende. *Anais...* [S.l.]: SEGET, 2011. Disponível em: <http://www.aedb.br/seget/arquivos/artigos11/55314676.pdf>. Acesso em: 13 jun. 2014.

ADRIANO, R. *Doença ocupacional*: conceito de doença ocupacional. RH Portal qualidade de vida, 2013. Disponível em: <http://www.rhportal.com.br/artigos/rh.php?.idc-cad=2dskd/bhy>. Acesso em: 20 abr. 2014.

AGÊNCIA NACIONAL DE VIGILÂNCIA SANITÁRIA. *Qualidade de vida*: exercícios de ginástica laboral. [S.l.]: ANVISA, [20--]. Disponível em <www.anvisa.gov.br/institucional/anvisa/rh/qv/laboral.htm>. Acesso em: 19 abr. 2014.

AGÊNCIA NACIONAL DE VIGILÂNCIA SANITÁRIA. *Resolução n. 176, de 24 de outubro de 2000*. Determina a publicação de orientação técnica elaborada por grupo técnico assessor, sobre padrões referenciais de qualidade do ar interior, em ambientes climatizados artificialmente de uso público e coletivo. Brasília: ANVISA, 2000. Disponível em: <http://www.anvisa.gov.br/scriptsweb/anvisalegis/VisualizaDocumento.asp?ID=136&Versao=1>. Acesso em: 15 nov. 2014.

ALCHORNE, A. O. A.; ALCHORNE, M. M. A.; SILVA, M. M. Dermatoses ocupacionais. *Anais Brasileiros de Dermatologia*, v. 85, n. 2, p. 137-147, 2010. Disponível em: <http://www.scielo.br/pdf/abd/v85n2/03.pdf>. Acesso em: 05 dez. 2014.

ALMEIDA FILHO, N. Transdisciplinaridade e o paradigma pós-disciplinar na saúde. *Saúde e Sociedade*, São Paulo, v. 14, n. 3, p. 30-50, 2005.

ALVES, G. B. O. *Contribuição da ergonomia ao estudo da LER em trabalhadores de um restaurante universitário*. 1995. Dissertação (Mestrado em Engenharia de Produção)- Universidade Federal de Santa Catarina, Florianópolis, 1995.

AMADIO, A. C.; SERRÃO, J. C. Contextualização da biomecânica para investigações do movimento: fundamentos, métodos, e aplicações para análise da técnica esportiva. *Revista Brasileira de Educação Física e Esportes*, São Paulo, v. 21, n. 61, p. 61-85, dez. 2007.

ASCENCIO, A. F. G. *Método heurístico para projeto de interfaces inteligentes com usabilidade*. 2000. Dissertação (Mestrado em Ciência da Computação)- Universidade Federal do Rio Grande do Sul, Porto Alegre, 2000.

ASSOCIAÇÃO BRASILEIRA DE ERGONOMIA. O esquema brasileiro de certificação de ergonomistas. *Ação Ergonômica*, v. 2, n. 1, 2004. Disponível em: <http://www.abergo.org.br/revista/index.php/ae/article/download/43/40>. Acesso em: 20 nov. 2014.

ASSUNÇÃO, A. A. *Rotina de atendimento de trabalhadores com suspeita ou confirmação de lesões por esforços repetitivos*. Belo Horizonte: Imprensa Universitária da UFMG, 1992. Manual de rotinas: ambulatório de doenças profissionais.

ASSUNÇÃO, A. A.; ROCHA L. E. Agora... até namorar fica difícil: uma história de lesões por esforços repetitivos. In: BUSCHINELLI, T. et al. *Isto é trabalho de gente?* vida, doença e trabalho no Brasil. Petrópolis: Vozes, 1994. p. 461-493.

BARROS, S. C. Má postura no trabalho pode causar doenças crônicas. *Revista Proteção Digital*, Doenças Ocupacionais, 2014. Disponível em: <http://www.protecao.com.br/noticias/doencas_ocupacionais/ma_postura_no_trabalho_pode_causar_doencas_cronicas/AAjjAJji/6657>. Acesso em: 05 dez. 2014.

BAÚ, L. M. S. *Fisioterapia do trabalho*. Curitiba: Clãdosilva, 2002.

BAXTER, M. *Projeto do produto*: guia prático para o desenvolvimento de novos produtos. São Paulo: Edgard Blücher, 1998.

BERSEN, J. *Design management in practice*. Copenhagen: [s. n], 1987. Danish design council.

BEUNEN, G.; BORMS, J. Cineantropometria: raízes, desenvolvimento e futuro. *Revista Brasileira de Ciência e Movimento*, v. 4, n. 3, p. 76-97, 1990.

BIBLIOTECA VIRTUAL EM SAÚDE DO MINISTÉRIO DA SAÚDE. *Perda auditiva induzida por ruído*. [S.l.]: BVS, 2007. Disponível em: <http://bvsms.saude.gov.br/bvs/dicas/140perda_auditiva.html>. Acesso em: 05 dez. 2014.

BLATTMANN, U.; BORGES, I. Ergonomia em biblioteca: avaliação prática. *Revista ACB*: Biblioteconomia em Santa Catarina, v. 3, n. 3, p. 45-62, 1998. Disponível em: <http://revista.acbsc.org.br/racb/article/view/327/384>. Acesso em: 13 jun. 2014.

BLUMENBACH, J. F. *De generis humani varietate nativa*: on the natural variety of mankind. 1775. M. D. (Doctor of Medicine)- University of Göttingen, Göttingen, German, 1775.

BRANDIMILLER, P. A. *O corpo no trabalho*: guia de conforto e saúde para quem trabalha em microcomputadores. São Paulo: SENAC, 1999.

BRASIL. *Decreto-Lei n.º 5.452, de 1º de maio 1943*. Aprova a Consolidação das Leis do Trabalho. Brasília: Presidência da República, 1943. Disponível em: <http://www.planalto.gov.br/ccivil_03/decreto-lei/del5452.htm>. Acesso em: 25 nov. 2014.

BRASIL. *Lei nº 8.123, de 24 de julho de 1991*. Dispõe sobre os Planos de Benefícios da Previdência Social e dá outras providências. Brasília: Presidência da República, 1991. Disponível em: <http://www.planalto.gov.br/ccivil_03/leis/l8213cons.htm>. Acesso em: 12 nov. 2014.

BRASIL. Ministério da Saúde. *Protocolo de investigação, diagnóstico, tratamento e prevenção de lesões por esforços repetitivos*: LER/DORT distúrbios osteomusculares relacionados ao trabalho. Brasília: Ministério da Saúde, 2000.

BRASIL. Ministério de Trabalho e Emprego. *NR 21- trabalhos a céu aberto*. Brasília: MTE, 1978. Disponível em: <http://portal.mte.gov.br/data/files/FF8080812BE914E6012BF2D0B4F86C95/nr_21.pdf>. Acesso em: 16 nov. 2014.

BRASIL. Ministério do Trabalho e Emprego. *NR 12- segurança no trabalho em máquinas e equipamentos*. Brasília: MTE, 1978. Disponível em: <http://portal.mte.gov.br/data/files/8A7C816A4295EFDF0142FC261E820E2C/NR-12%20(atualizada%202013)%20III%20-%20(sem%2030%20meses).pdf>. Acesso em: 15 nov. 2014.

BRASIL. Ministério do Trabalho e Emprego. *NR 15- atividades e operações insalubres*. Brasília: MTE, 1978. Disponível em: <http://portal.mte.gov.br/data/files/8A7C816A47594D040147D14EAE840951/NR-15%20(atualizada%202014).pdf>. Acesso em: 15 nov. 2014.

BRASIL. Ministério do Trabalho e Emprego. *NR 17 – ergonomia*. Brasília: TEM, 1990. Disponível em: < http://portal.mte.gov.br/data/files/FF8080812BE914E6012BEFBAD7064803/nr_17.pdf>. Acesso em: 9 dez. 2014.

BRASIL. Ministério do Trabalho e Emprego. *NR 4 – serviços especializados em engenharia de segurança e em medicina do trabalho (SESMT)*. Brasília: MTE, 1978. Disponível em: <http://portal.mte.gov.br/data/files/FF80808145B269620145D2D2CC874DCC/NR-04%20%28Atualizada%202014%29.pdf>. Acesso em: 15 nov. 2014.

BRASIL. Ministério do Trabalho e Emprego. *NR 5 – comissão interna de prevenção de acidentes*. Brasília: MTE, 1978. Disponível em: <http://portal.mte.gov.br/data/files/8A7C812D311909DC0131678641482340/nr_05.pdf>. Acesso em: 15 nov. 2014.

BRASIL. Ministério do Trabalho e Emprego. *NR 6 – equipamentos de proteção individual – EPI*. Brasília: MTE, 1978. Disponível em: <http://portal.mte.gov.br/data/files/8A7C816A47594D04014767F2933F5800/NR-06%20(atualizada)%202014.pdf>. Acesso em: 15 nov. 2014.

BRASIL. Ministério do Trabalho e Emprego. *NR 7 – programas de controle médico de saúde ocupacional – PCMSO*. Brasília: MTE, 1978. Disponível em: <http://portal.mte.gov.br/data/files/FF8080814295F16D0142E2E773847819/NR-07%20(atualizada%202013).pdf>. Acesso em: 15 nov. 2014.

BRASIL. Ministério do Trabalho e Emprego. *NR 9 – programas de prevenção de riscos ambientais.* Brasília: MTE, 1978. Disponível em: <http://portal.mte.gov.br/data/files/FF80808148EC2E5E014961B76D3533A2/NR-09%20(atualizada%202014)%20II.pdf>. Acesso em: 15 nov. 2014.

BRASIL. Ministério do Trabalho e Emprego. *Manual de aplicação da norma regulamentadora NR 17.* 2. ed. Brasília: MTE, 2002. Disponível em: <http://portal.mte.gov.br/data/files/8A7C816A3DCAE32F013DCBE7B96C0858/pub_cne_manual_nr17%20%28atualizado_2013%29.pdf>. Acesso em: 14 nov. 2014.

BROWNE, R. C. et al. Ergonomics research society. *British Medical Journal*, v. 1, n. 4660, p. 1009, 1950. Disponível em: <http://www.ncbi.nlm.nih.gov/pmc/articles/PMC2037509/pdf/brmedj03596-0041b.pdf>. Acesso em: 05 dez. 2014.

CARBALLEDA, G. Uma contribuição possível dos ergonomistas para a análise e organização do trabalho. In: DUARTE, F. *Ergonomia e projeto na indústria de processo contínuo.* Rio de Janeiro: Lucerna, 2000. p. 281-297.

CARDOSO JÚNIOR, M. M. Demanda ergonômica: o caso da divisão de integração e ensaios. *Revista Pesquisa e Desenvolvimento Engenharia de Produção*, n. 6, p. 37-48, jun. 2007.

CARPES JR., W. *Introdução ao projeto de produtos.* Porto Alegre: Bookman, 2014.

CARVALHO, C. C. S. *Como a análise ergonômica do trabalho (AET), enquanto um ferramental da ergonomia pode auxiliar na análise da segurança do trabalho, oferecendo como consequência segurança ao trabalhador?* (Qualificação de Doutorado). Viçosa: UFV, 2007.

CASTANHA, E. A. *Design e resolução de problemas ergonômicos diagnosticados em um ambiente industrial.* 2007. 83 f. Dissertação (Mestrado em Engenharia de Produção)- Universidade Federal de Santa Catarina, Florianópolis, 2007.

CASTILLO, J. J.; VILLENA, J. (Org.). *Ergonomia:* conceitos e métodos. Lisboa: Dinalivro, 2005.

CHAGAS, A. M. R.; SALIM, C. A.; SERVO, L. M. S. *Saúde e segurança no trabalho no Brasil:* aspectos institucionais, sistemas de informação e indicadores. Brasília: Ipea, 2011. Disponível em: <www.sintespar.com.br/livro-saude-web.pdf>. Acesso em: 21 abr. 2014.

CHOOSEMYPLATE.gov. [Site]. [20--?]. Disponível em: < http://www.choosemyplate.gov/>. Acesso em: 9 dez. 2014.

COSTA, H. J. *Manual de acidente do trabalho.* 3. ed. Curitiba: Juruá, 2009.

COSTA, M. G. *Ginástica localizada.* 2. ed. Rio de Janeiro: Sprint, 2000.

COUTO, H. A. *Como gerenciar a questão das L.D.R./D.O.R.T.* Belo Horizonte: Ergo, 1998.

DANIELLOU, F. (Org.). *L'ergonomie en quête de ses principes*: débats épistémologiques. Toulouse: Octares, 1996.

DANIELLOU, F.; NÄEL, M. Ergonomie. *Les Techniques de l'Ingénieur*, 1995. Doc. T3 100.

DINIZ, D. P. (Coord.). *Guia da qualidade de vida*: saúde e trabalho. 2. ed. Barueri: Manole, 2013.

DINIZ, R. L.; GUIMARÃES, L. B. M. Apreciação ergonômica no trabalho de auxiliares de enfermagem do bloco cirúrgico do Hospital de Clínicas de Porto Alegre. *Ação Ergonômica*, v. 1, n. 2, p. 92-107, 2001.

DUL, J.; WEERDMEESTER, B. *Ergonomia prática.* 3. ed. São Paulo: Blücher, 2012.

EKUAN, K. *Palestra sobre CSID.* Rio de Janeiro: SENAI, 1996.

ESTEVES, I. T. J. *O portador de necessidades especiais auditivas frente ao mundo do trabalho.* 2003. Dissertação. (Mestrado)-Universidade Federal de Santa Catarina, Florianópolis, 2003.

FALZON, P. (Ed.). *Ergonomia.* São Paulo: Blucher, 2007.

FARES, J. A. Conversa melhora 'clima' no ambiente de trabalho. *Jornal Gazeta do Povo*, Curitiba, 27 jul. 2003.

FERREIRA, M. S.; RIGHI, C. A. R. *Ergonomia*: análise ergonômica do trabalho. Porto Alegre: PUC, 2009. [Notas de aula.].

FIALHO, F.; SANTOS, N. *Manual de análise ergonômica no trabalho.* Curitiba: Genesis, 1995.

FIGUEIREDO, F.; MONT´ALVÃO, C. *Ginástica laboral e ergonomia.* Rio de Janeiro: Sprint, 2005.

FUDOLI, J. U. *M1 D2 legislação e normas técnicas*: curso de preparação em engenharia de segurança no trabalho. [S.l.]: Pós-Graduação Pitágoras, 2011.

GARCIA, G. F. B. *Curso de direito processual do trabalho.* 3. ed. Rio de Janeiro: Forense, 2014.

GOMES FILHO, J. *Ergonomia do objeto*: sistema técnico de leitura ergonômica. 2.ed. São Paulo: Escrituras, 2010.

GRANDJEAN, E. *Manual de ergonomia*: adaptando o trabalho ao homem. 4. ed. Porto Alegre: Artmed, 1998.

GUÉRIN, F. et al. *Compreender o trabalho para transformá-lo*: a prática da ergonomia. São Paulo: Edgard Blücher, 2001.

GULLIKSEN, J.; HARKER, S. The software accessibility of human-computer interfaces – ISO technical specification 16071. *Universal Access in the Information Society*, v. 3, n. 1, p. 6-16, feb. 2004. Disponível em: <http://www.springerlink.com/content/n8eyqplmp4nrg1rv/fulltext.pdf>. Acesso em: 14 jul. 2014.

HENDRICK, H. W. Macroergonomia: a system approach to integrating human factors with organizational design and management. In: ANNUAL CONFERENCE OF THE HUMAN FACTORS ASSOCIATION OF CANADA, 1990, Ottawa. *Proceedings...* Ottawa: UFAC, 1990.

HENDRICK, H. W. *Macroergonomia*: uma introdução aos projetos de sistemas de trabalho. Rio de Janeiro: Virtual Científica, 2006.

HENDRICK, H. W. Macroergonomics: a new approach for improving productivity, safety and quality of work life. In: CONGRESSO LATINOAMERICANO DE ERGONOMIA, 2.; SEMINÁRIO BRASILEIRO DE ERGONOMIA, 6., 1993, Florianópolis. *Anais...* Florianópolis: [s.n.], 1993. p. 39-58.

IIDA, I. *Ergonomia*: projeto e produção. 2.ed. São Paulo: Edgard Blücher, 2005.

INSTITUTO NACIONAL DE SEGURO SOCIAL. *Instrução normativa n. 98, de 05 de dezembro de 2003.* Aprova norma técnica sobre lesões por esforços repetitivos-LER ou distúrbios osteomusculares relacionados ao trabalho–DORT. Brasília: INSS, 2013. Disponível em: <http://www010.dataprev.gov.br/sislex/paginas/38/INSS-DC/2003/98.htm>. Acesso em: 15 nov. 2014.

INSTITUTO NACIONAL DO SEGURO SOCIAL. *Distúrbios osteomusculares relacionados ao trabalho – DORT*: norma técnica de avaliação de incapacidade para fins de benefícios previdenciários. [Brasília]: INSS, 2002. Disponível em: <http://www.saudeemmovimento.com.br/conteudos/conteudo_exibe1.asp?cod_noticia=580>. Acesso em: 05 dez. 2014.

INTERNATIONAL ERGONOMICS ASSOCIATION. *Definition and domains of ergonomics*. [S.l.]: IEA, [20--?]. Disponível em: <http://www.iea.cc/whats/index.html>. Acesso em: 12 fev. 2014.

INTERNATIONAL ORGANIZATION FOR STANDARDIZATION. *ISO 9241-10:* ergonomic requirements for office work with visual display terminals (VDTs): part. 110 dialogue principles. Zürich: ISO, 1996.

INTERNATIONAL ORGANIZATION FOR STANDARDIZATION. *ISO 9241-11*: ergonomic requirements for office work with visual display terminals (VDTs) – part. 11 guidelines for specifying and measuring usability. Gènève: ISSO, 1998.

JORDAN, P. W. *An introduction to usability*. London: Taylor & Francis, 1998.

KROEMER, K. H. E.; GRANDJEAN, E. *Manual de ergonomia*: adaptando o trabalho ao homem. 5. ed. Porto Alegre: Bookman, 2005.

KROEMER, K. H. E.; KROEMER, H. J.; KROEMER-ELBERT, K. E. Engineering physiology: bases of human factors/ergonomics. 3rd ed. New York: Van Nostrand Reinhold, 1997.

KROEMER, K. H. E.; KROEMER, H. J.; KROEMER-ELBERT, K. E. Ergonomics: how to design for exertions. *Human Factors*, v. 12, n. 3, p. 297-313, 1994.

LAMBRANHO, L.; LOPES, A. *Carvoarias fazem trabalho escravo avançar no Piauí*. [S.l.]: Congresso em Foco, 2008. Disponível em: <http://congressoemfoco.uol.com.br/noticias/carvoarias-fazem-trabalho-escravo-avancar-no--piaui/>. Acesso em: 05 dez. 2014.

LAVILLE, A. *Ergonomia*. São Paulo: EPU, 1977.

LÉVY, P. *As tecnologias da inteligência*: o futuro do pensamento na era da informática. Rio de Janeiro: Editora 34, 1993.

LUCENA, M. D. S. *Planejamento de recursos humanos*. São Paulo: Atlas, 1990.

MAIA, J.; JANEIRA, M. A. Cineantropometria: raízes históricas, estado atual de conhecimento e perspectivas futuras. *Actas* – as ciências do desporto e a prática desportiva, p. 116-122.

MARGARITIS, S.; MARMARAS, N. Supporting the design of office layout meeting ergonomics requirements. *Applied Ergonomics.*, v. 38, n. 6, p. 781-90, 2007.

MARMARRAS, N.; KONTOGIANNIS, T. Cognitive task. In: SALVENDY, G. (Org.). *Handbook of industrial engineering*. New York: John Wiley & Sons, 2001. p. 1013-1040.

MASCIA, F. L.; SZNELWAR, L. I. Ergonomia. In: CONTADOR, J. C. (Org.). *Gestão de operações*: a engenharia de produção a serviço da modernização da empresa. São Paulo: Edgard Blucher, 1996. p. 165-176.

MÁSCULO, F.; VIDAL, M. C. (Org.). *Ergonomia*: trabalho adequado e eficiente. ABEPRO. Rio de Janeiro: Elsevier, 2011.

MCSHANE, S. L.; VON GLINOW, M. A. *Comportamento organizacional*. Porto Alegre: AMGH, 2013. (Série A).

MEDEIROS, E. *Macroergonomia*: apostila do curso de especialização superior em ergonomia. Rio de Janeiro: CESERG, 2005.

MEDEIROS, M. A.; CYBIS, W. A. *Método de avaliação de usabilidade de software a partir da aplicação de quesitos da norma ISO 9241*. [S.l.]: BDB Comp,1994. Disponível em: <http://www.lbd.dcc.ufmg.br/colecoes/ihc/2000/0002.pdf>. Acesso em: 17 jul. 2014.

MEURER, H. *Ergonomia*: ergonomia cognitiva. [S.l.]: Uniritter [20--?]. Apostila do curso de Design (Disciplina de Desenho Industrial). Disponível em: <http://www.geocities.ws/teeboheli/anexos/ErgCognitiva.pdf>. Acesso em: 13 nov. 2014.

MONTEIRO, J. C. et al. Análise de posturas no trabalho para entender a performance Física do trabalhador do setor de carnes do restaurante universitário da UFSC. In: CONGRESSO LATINO AMERICANO DE ERGONOMIA E 8O CONGRESSO BRASILEIRO DE ERGONOMIA, 4., 1997, Florianópolis. *Anais...* Florianópolis: [s.n.], 1997. p. 400-406.

MONTMOLLIN. *Vocabulaire de l´ergonomie*. Toulouse: Octares, 1995.

MORAES, A. de; FRISONI, B. C. (Org.). *Ergodesign*: produtos e processos. Rio de Janeiro: 2AB, 2001.

MORAES, A. *Ergodesign de produto*: agradabilidade, usabilidade e antropometria. Rio de Janeiro: IUsEr, 2005.

MOURA, M. L. S.; CORREA, J. *Estudo psicológico do pensamento*: de W. Wundt a uma ciência da cognição. Rio de Janeiro: EDUERJ, 1997.

NARESSI, W. G.; ORENHA, E. S.; NARESSI, S. C. M. *Ergonomia e biossegurança em odontologia*. Porto Alegre: Artmed, 2013. (Série Abeno: Odontologia Essencial – Parte Clínica).

NOGUEIRA, D. P. Prevention of acidentes and injuries in Brazil. *Ergonomics*, v. 30, n. 2, p. 387-383, 1987.

NORMAN, D. A. *The design of everyday things*. New York: Basic Books, 1998.

OLIVEIRA, J. R. G. *A prática da ginástica laboral*. Rio de Janeiro: Sprint, 2002.

OLIVEIRA, P. A. B.; VIDAL, M. C.; BENCHEKROUN, T. H. Sobre o aprendizado da profissão médica: o caso da formação do gastroenterologista em exame de laparoscopia da papila. In: ENCONTRO PAN-AMERICANO DE ERGONOMIA, 1., 2000, Rio de Janeiro. *Anais...* Rio de Janeiro: ABERGO, 2000.

OLIVEIRA, S. G. *Proteção jurídica à saúde do trabalhador*. 5. ed. São Paulo: LTR, 2011.

ORGANIZAÇÃO INTERNACIONAL DO TRABALHO. *OIT no Brasil*. Brasília: OIT, [20--?]. Disponível em: <http://www.oitbrasil.org.br/content/oit-no-brasil>. Acesso em: 05 dez. 2014.

PACHECO JUNIOR, W. et. al. *Gestão da segurança e higiene do trabalho*: contexto estratégico, análise ambiental, controle e avaliação das estratégias. São Paulo: Atlas, 2000.

PHEASANT, S. *Bodyspace*: antropometry, ergonomics, and design of the work. Londres: BSI Standards, 1986.

PORTAL REPÓRTER BRASIL. *O que são danos ocupacionais?* [S.l.: s.n.], 2007. Disponível em: <http://reporterbrasil.org.br/2007/08/o-que-sao-doencas-ocupacionais/>. Acesso em: 21 nov. 2014.

PORTER, C. S.; PORTER, J. M. The interface between ergonomists and product designers. In: TRIENNIAL CONGRESS OF THE INTERNATIONAL ERGONOMICS ASSOCIATION, 13., 1997, Helsinki. *Proceedings...* Helsinki: Finnish Institute of Occupational Health, 1997.

PRODERGO. *Ginástica laboral*: tipos de exercícios. [S.l.]: Prodergo, [20--?]. Disponível em: <http://www.prodergo.com.br/prodergo/tipos_de_exercicio.asp>. Acesso em: 11 nov. 2014.

RADFAHRER, L. *Design-web-design*. São Bernardo do Campo: Market Press, 1999.

RASMUSSEN, J. Human factors in a dynamic information society: where are we heading? *Ergonomics*, v. 43, n. 7, p. 869-879, 2000.

RENNER, J. S. Prevenção de distúrbios osteomusculares relacionados ao trabalho. *Boletim da saúde*, v.19, n.1, 2006. Disponível em: <bvsms.saude.gov.br/bvs/periódicos/boletim_saude_v19n1.pdf#page=68>. Acesso em: 27 jul. 2014.

RIGHI, A. *Ergonomia cognitiva*. Porto Alegre: PPGEP/UFRGS, 2010. Disponível em: <http://www.producao.ufrgs.br/arquivos/disciplinas/395_aula_ergonomia_cognitiva.pdf>. Acesso em: 11 jun. 2014.

RIO, R. P.; PIRES, L. *Ergonomia*: fundamentos da prática ergonômica. 3.ed. São Paulo: LTR, 2001.

ROEBUCK, J. A. *Anthropometric methods*: design to fit. Santa Monica: Human Factors and Ergonomic Society, 1995.

SABA, F. *Aderência*: à prática do exercício físico em academias. São Paulo: Manole, 2001.

SETTIMI, M.; SILVESTRE, M. *Lesões por esforços repetitivos (LER)*: um problema da sociedade brasileira. Petrópolis: Vozes, 1995.

SHANNON, C. E.; WEAVER, W. *The mathematical theory of communication*. Urbana: University of Illinois, 1949.

SILVA, C. R. O. *Bases pedagógicas e ergonômicas para concepção e avaliação de produtos educacionais informatizados*. 1998. Dissertação (Mestrado em Engenharia da Produção)- Departamento de Engenharia de Produção, Universidade Federal de Santa Catarina, Florianópolis, 1998.

SILVA, L. *Dermatose*: causada pelo cimento. [S.l.]: Blog do Laercio Silva, 2010. Disponível em: <http://laerciojsilva.blogspot.com.br/2010/09/dermatose-causada-pelo-cimento.html>. Acesso em: 05 dez. 2014.

SILVA, R. *Saúde ocupacional*: levante dessa cadeira *Revista Proteção Digital*, Doenças Ocupacionais, 2014. Disponível em: <http://www.protecao.com.br/noticias/doencas_ocupacionais/saude_ocupacional:_levante_dessa_cadeira!/AQyAA5y4/7043>. Acesso em: 05 dez. 2014.

SIQUEIRA, M. M. M. et al. *Medidas do comportamento organizacional*: ferramentas de diagnóstico e de gestão. Porto Alegre: Artmed, 2008.

SIQUEIRA, M. M.; GOMIDE JUNIOR, S. Vínculos do indivíduo com o trabalho e com a organização. In: ZANELLI, J.; BORGES-ANDRADE, J.; BASTOS, A. V. B. (Org.). *Psicologia, organizações e trabalho no Brasil*. Porto Alegre: Artmed, 2004. p. 300-330.

SLUCHAK, T. J. Ergonomics: origins, focus and implementation considerations. *A.A.O.H.N. J.*, v. 40, n. 3, p. 105-112, mar. 1992.

SOUTO, D. F. *Absenteísmo, preocupações constante das organizações*: temas de saúde ocupacional. [S.l.]: Eletrobrás; Gridis, 1980.

SOUZA, R. J. *Ergonomia no projeto do trabalho em organizações*: o enfoque macroergonômico. 1994. Dissertação (Mestrado em Engenharia de Produção)-Departamento de Engenharia de Produção, Universidade Federal de Santa Catarina, Florianópolis, 1994.

STEFANELLI, E. J. *A importância do profissional de comunicação gráfica na produção de material para EAD*. São Paulo: Cefet, 2002.

TERSSAC, G. Impact de l'analyses du travail sur les relations de travail. In: CENTRE D'ÉTUDES ET DE RECHERCHES SUR LES QUALIFICATIONS. *Les analyses du travail*: enjeux et formes. Paris: CEREQ, 1990. p. 27-41. (Collection des Etudes).

TORO, F. A. *El clima organizacional*: perfil de empresas columbianas. Medelin: Cicel, 2001.

TORTORA, G.; DERRICKSON, B. *Corpo humano fundamentos de anatomia e fisiologia*. 8. ed. Porto Alegre: Artmed, 2012.

VAN AMSTEL, F. *Usabilidade na acessibilidade*. [2007]. Disponível em: <http://www.usabilidoido.com.br/usabilidade_na_acessibilidade.html>. Acesso em: 16 dez. 2014.

VARELLA, D. *Doenças e sintomas*: síndrome de Burnout. [S.l.]: Site Drauzio Varella, [20--?]. Disponível em: <http://drauziovarella.com.br/letras/b/sindrome-de-burnout/>. Acesso em: 05 dez. 2014.

VASCONCELOS, R. C. *Análise ergonômica do trabalho na prática*: os condicionantes, as técnicas e as confrontações no desenvolvimento de uma intervenção ergonômica em situação de trabalho com lesões por esforços repetitivos. 2000. Dissertação (Mestrado em Engenharia de Produção) – Departamento de Engenharia de Produção, Universidade Federal de São Carlos, São Carlos, 2000.

VICENTE, K. *Cognitive work analysis*: toward safe, produtive, and healthy computer-based work. London: Lawrence Erlbaum, 1999.

VIDAL, M. C. *Guia para análise ergonômica do trabalho (AET) na empresa:* uma metodologia realista, ordenada e sistematizada. Rio de Janeiro: Virtual Científica, 2003.

VIDAL, M. C. *Introdução à ergonomia*. Rio de Janeiro: CESERG; COPPE, [20--?] Disponível em: <www.ergonomia.ufrj.br/arquivos/erg001.pdf>. Acesso em: 9 dez. 2014.

VILLALLOBOS, J. O. *Estrés y trabajo*. Mexico: Instituto Mexicano del Seguro Social, 1999. Disponível em: <http://www.medspain.com/n3_feb999/stress.htm>. Acesso em: 06 jun. 2014.

WEILL-FASSINA, A. L'analyse des aspects cognitifs du travail. In: DADOY, M. et al. (Org.). *Les analyses du travail*: enjeux et formes. Paris: Cereq, 2000. p. 193-198.

WIERZBICKI, H. A. J.; IIDA, I. *Ergonomia*: notas de aula. 2. ed. São Bernardo do Campo: Comunicação Universidade Cultura, 1973.

WISNER, A. La méthodologie en ergonomie: d'hier, à aujourd'hui. *Performaces Humaines & Techniques*, v. 50, p. 32-38, 1990.

WISNER, A. *Por dentro do trabalho*: ergonomia; métodos & técnicas. São Paulo: FDT, 1987.

ZILLI, C. M. *Manual de cinesioterapia*: ginástica laboral, uma tarefa interdisciplinar com ação multiprofissional. Curitiba: Lovise, 2002.

LEITURAS RECOMENDADAS

ABRAHÃO, J. *Ergonomia*: modelo, métodos e técnicas. Florianópolis: ABERGO, 1993.

ABRAHÃO, J. I.; SILVINO, A. M. D.; SARMET, M. M. Ergonomia, cognição e trabalho informatizado. *Psicologia*: Teoria e Pesquisa, Brasília, v. 21. n. 2, p. 163-175, maio/ago 2005. Disponível em: <http://www.scielo.br/scielo.php?script=sci_arttext&pid=S0102-37722005000200006&lang=pt>. Acesso em: 13 maio 2014.

ACESSO BRASIL. *Missão*. [S.l]: Acesso Brasil, 2007. Disponível em: <http://www.acessobrasil.org.br/index.php?itemid=46>. Acesso em: 12 mar. 2014.

AMELL, T. K.; KUMAR, S.; ROSSER, B. W. J. Ergonomics, loss management, and occupational injury and illness surveillance. *International journal of Industrial Ergonomics*, New York, v. 28, p. 69-84, 2001.

ASSOCIAÇÃO BRASILEIRA DE NORMAS TÉCNICAS. *NBR 5413*: iluminância de interiores. Rio de Janeiro: ABNT, 1991.

AURÉLIO, B. H. *Dicionário*. [S.l.: s.n., 20--?]. Disponível em: <www.dicionarioaurelio.com/cognicao.html>. Acesso em: 11 jun. 2014.

BARBANTI, V. *Treinamento esportivo*: as capacidades motoras dos esportistas. Barueri: Manole, 2010.

BARNES, R. M. *Estudo de movimentos e tempos*: projeto e medida do trabalho. 6. ed. São Paulo: Blucher, 1977.

BAZERMAN, M. H. *Processo decisório*. Rio de Janeiro: Elsevier, 2010.

BERGAMINI, C. W. *Psicologia aplicada à administração de empresas*: psicologia do comportamento organizacional. São Paulo: Atlas, 1982.

BOTELHO, J. M. *Mudou o chefe! e agora?* [São Paulo]: Aprendiz Guia de Empregos, [2008]. Disponível em: <http://www2.uol.com.br/aprendiz/guiadeempregos/palavra/jbotelho/ge070402.htm>. Acesso em: 01 mar. 2014.

BRASIL. Ministério do Trabalho e Emprego. Secretaria de Segurança do Trabalho. *Portaria n.3.214 de 8 de junho de 1978*. Brasília: Diário Oficial da União, 1978.

BROWN, E. W. Visual evaluation techniques for skill analysis. *JOPERD*, v. 52, p. 21-26, 1982.

CARAVANTES, G.; PANNO, C.; KLOECKNER, M. *Administração*: teorias e processo. São Paulo: Pearson, 2005.

CARVALHO, A. V.; SERAFIM, O. C. G. *Administração de RH*. São Paulo: Pioneira, 2001.

CHIAVENATO, I. *Gerenciando pessoas:* o passo decisivo para a administração participativa. 2. ed. São Paulo: Makron Books, 1994.

CHIAVENATO, I. *Recursos humanos*. 7. ed. São Paulo: Atlas, 2002.

COUTO, H. A. *Stress e qualidade de vida dos executivos*. Rio de Janeiro: COP, 1987.

CYBIS, W. *Engenharia de usabilidade*: uma abordagem ergonômica. Florianópolis: Labiutil, 2003.

DAVIDOFF, L. L. *Introdução à psicologia*. 3. ed. São Paulo: Makron Books, 2001.

DEJOURS, C.; ABDOUCHELI, E.; JAYET, C. *Psicodinâmica do trabalho:* contribuições da Escola Dejouriana à análise da relação prazer, sofrimento e trabalho. São Paulo: Atlas; 1994.

DICIONÁRIO On-line de Português. *Verbete percepção*. [S.l.: s.n.], 2014. Disponível em: <http://www.dicio.com.br/percepcao/>. Acesso em: 01 jun. 2014.

DIONÍSIO, V. *Cinesiologia e biomecânica*. [S.l.]: Valdeci Dionísio, [20--?]. Disponível em: <www.valdecidionisio.com.br/cinesiologia-e-biomecanica>. Acesso em: 14 abr. 2014.

FIGUEIREDO, S. Contabilidade e a gestão empresarial: a controladoria. *Revista Brasileira de Contabilidade*, v. 24, n. 93, 1995.

FIORELLI, J. O. *Psicologia para administradores*: integrando teoria e prática. São Paulo: Atlas, 2003.

FISCHLER, C. *L'homnivore, le goût, la cuisine et le corps*. Paris: O. Jacob, 1993.

GUIMARÃES, L. B. M. *Ergonomia de processo*. 3. ed. Porto Alegre: UFRGS/PPGEP, 2000. v. 1.

HAAMOND, J. S.; KEENEY, R. L.; RAIFFA, H. *Decisões inteligentes*: somos movidos a decisões – como avaliar alternativas e tomar a melhor decisão. Rio de Janeiro: Elsevier, 2004.

HENDRICK, H. Adaptation, development and application of tools and methods for macroergonomic field research. In: CONGRESS OF THE INTERNATIONAL ERGONOMICS ASSOCIATION, 11., 1991, Paris. *Proceeding...* London: Taylor & Francis, 1991. v. 3.

HENDRICK, H. W. Future directions in macroergonomics. *Ergonomics*, v. 38, p. 1617-1624, 1995.

HIRATSUKA, T. P. *Contribuições da ergonomia e do design na concepção de interfaces multimídia*. 1996. Dissertação (Mestrado em Engenharia de Produção)- Universidade Federal de Santa Catarina, Florianópolis, 1996.

HUNTER, J. C. *O monge e o executivo:* uma história sobre a essência da liderança. Rio de Janeiro: Sextante, 2004.

INGWERSEN, P. Conceptions of information science. In: VAKKARI, P.; CRONIN, B. (Ed.). *Conceptions of library and information science*: historical, empirical and theoretical perspectives. London: Taylor Graham, 1992. p. 299-312.

INSTITUTO NACIONAL DO SEGURO SOCIAL. *Norma técnica para avaliação da incapacidade:* L.E.R. lesões por esforços repetitivo. Brasília: INSS, 1991.

KAHALE, F. Pesquisando a motivação: a pesquisa de clima organizacional. In: VIANNA, M. A. F. *Motivação liderança e lucro*: a trilogia para uma empresa de sucesso. São Paulo: Gente, 1999.

LAS CASAS, A. L. *Qualidade total em serviços*: conceitos, casos práticos. 3. ed. São Paulo: Atlas, 1999.

LEHMKUHL, D. L.; SMITH, L. K. *Cinesiologia clínica*. 4. ed. São Paulo: Manole, 1987.

LIMA, D. G. *Ginástica laboral*: metodologia de implantação de programas com abordagem ergonômica. Jundiaí: Fontoura, 2004.

LIMONGI-FRANÇA, A. C.; FLEURY, M. T. L. *As pessoas na organização*. 5. ed. São Paulo: Gente, 2002.

LUNARDI FILHO, W. D. Prazer e sofrimento no trabalho: contribuições à organização do processo de trabalho da enfermagem. *Revista Brasileira de Enfermagem*, Brasília, v. 50, n. 1, p. 77- 92, jan./mar. 1997.

MAFRA, S. C. T. *Analisando a funcionalidade a partir da afetividade*: um estudo de caso em cozinhas residenciais. 1996. 70 p. Dissertação (Mestrado em Engenharia de Produção)- Programa de Pós-graduação em Engenharia de Produção, Universidade Federal de Santa Catarina, Florianópolis, 1996.

MAHONEY, J. T.; PANDIAN, J. R. The resource-based view within the conversation of strategic management. *Strategic Management Journal*, v. 13, p. 363-380, 1992.

MARTINS, S. P. *Convenções da OIT*. São Paulo: Atlas, 2009.

MAXIMIANO, A. C. A. *Introdução à administração*. São Paulo: Atlas, 2009.

MEIRELES, M.; PAIXÃO, M. R. *Teorias administrativas*: clássicas e modernas. São Paulo: Futura, 2003.

MEISTER, D. *The history of human factors and ergonomics*. Mahwah, New Jersey: Lawrence Erlbaum, 1999.

MICHAELIS. *Verbete fisiologia*. São paulo: Melhoramentos, 2014. Disponível em: <http://michaelis.uol.com.br/moderno/portugues/index.php?lingua=portugues-portugues&palavra=fisiologia >. Acesso em: 12 nov. 2014.

MILLANOYE, M. As ambiências físicas no posto de trabalho. In: FALZON, P. (Ed.). *Ergonomia*. São Paulo: Egdar Blucher, 2007.

MINICUCCI, A. *Psicologia aplicada à administração*. 5. ed. São Paulo: Atlas, 1995.

MORAES, A. *Ergonomia:* conceitos e aplicações, análise ergonômica de postos de trabalho. Manaus: WHG Engenharia e Consultoria, 1996.

NAGAMACHI, M. Relationship between Joe design macroergonomics, and productivity. *Human Factors and Ergonomics in Manufacturing*, New York, v. 6, n. 4, p. 309-322, 1996.

NUNES, F. O. *Segurança e saúde no trabalho*: esquematizada (normas regulamentadoras 10 a 19). Rio de Janeiro: Forense; São Paulo: Método, 2013. v. 2.

OLIVEIRA, J. F.; MARINHO, R. M. *Liderança:* uma questão de competência. São Paulo: Saraiva, 2006.

OLIVEIRA, S. G. Estrutura normativa da segurança e saúde do trabalhador no Brasil. *Revista do Tribunal Regional do Trabalho – 3ª Região*, Belo Horizonte, v. 45, n. 75, p. 107-130, jan./jun. 2007.

PAGLIARI, P. Os benefícios da ginástica laboral como forma preventiva na melhoria da qualidade de vida. *Consciência*, Palmas, v. 16, n. 2, p. 19-30, 2002.

PEOLI, R. *Cinesiologia aplicada à educação física*. [S.l.: s.n.], 2009. Disponível em: <http://robertopeoli.blogspot.com.br>. Acesso em: 15 nov. 2014.

POLARY, I. *A eficácia da liderança integrada*. 2. ed. São Luis: Belas Artes, 2000.

PREECE, J. *A guide to usability*: human factors in computing. London: Addison Wesley; Open University, 1993.

RIBAS, B. et al.*Teoria de las relaciones laborales*. Barcelona: EDUOC, 2003.

ROBBINS, S. P. *Administração*: mudanças e perspectivas. São Paulo: Atlas, 2006.

ROBERTSON, M. M. et al. Measuring the impact of work environment changes programs: a system approach. In: ANNUAL MEETING HUMAN FACTORS AND ERGONOMICS SOCIETY, 42., 1998. *Proceedings...* Santa Monica: Human Factors and Ergonomics Society, 1998. p. 984-988.

ROBERTSON, M. M. *Health and performance consequences of office ergonomic interventions*. [S.l.]: Among Computer Workers, 2007.

ROCHA; H. V.; BARANAUSKAS, M. C. *Design e avaliação de interfaces humano-computador*. Campinas: Unicamp, 2003.

RODRIGUES, M. V. C. *Qualidade de vida no trabalho*: evolução e analise no nível gerencial. Rio de Janeiro: Vozes, 1994.

SANTOS, R. *Usabilidade e métodos de avaliação de usabilidade de interfaces web*. Rio de Janeiro: PUC Rio, 2000.

SANTOS, Z. *Segurança no trabalho e meio ambiente*: NR-17. [S.l.: s.n., 20--?]. Disponível em: <http://www.if.ufrgs.br/~mittmann/NR-17_Ergonomia.pdf>. Acesso em: 21 abr.2014.

SEIXAS, J. C. *Avaliação da qualidade do ambiente de trabalho de um banco público utilizando uma escala de ambiente de trabalho*. 1993. Dissertação (Mestrado em Psicologia)- Instituto de Psicologia, Universidade de Brasília, Brasília, 1993.

SERVIÇO NACIONAL DE APRENDIZAGEM INDUSTRIAL. *Elementos de apoio para o sistema APPCC*. 2. ed. Brasília: SENAI, 2000.

SERVIÇO SOCIAL DA INDÚSTRIA. *Legislação comentada*: NR 17- ergonomia. Salvador: SESI, 2008. Disponível em: <http://pro-sst1.sesi.org.br/portal/lumis/portal/file/fileDownload.jsp?fileId=8A90152A2A15F2A8012A345ACF983610>. Acesso em: 15 nov. 2014.

SROUR, R. H. Formas de gestão: o desafio da mudança. *Revista da Administração de Empresa*, São Paulo, v. 34, n. 4, p. 31-35, jul./ago. 1994.

STERNBERG, R. J. *Psicologia cognitiva*. Porto Alegre: Artmed, 2000.

STOCKMEIER, T. E. *Programa de combate ao absenteísmo*. [S.l.: s.n.], 2004. Disponível em: <http://www.drthomas.med.br/MODELO%20DE%20PROCABS%20-%202004.pdf >. Acesso em: 19 maio 2014.

STOKOLS, D. El diseño del entorno in factores psicossociales y de organización. *Enciclopedia de salud y seguridad en el trabajo*, 2001.

TACHIZAWA, T.; SCAICO, O. *Organização flexível*: qualidade na gestão por processos. 2. ed. São Paulo: Atlas, 2006.

UNIVERSIDADE ESTADUAL DE SÃO PAULO. *Artigos sobre a Cipa*. Bauru: UNESP, 2008. Disponível em: <http://www.bauru.unesp.br/curso_cipa/artigos/ppra.htm>. Acesso em: 25 dez. 2013.

URDAN, F. T.; URDAN, A. T. Estilos gerenciais e agrupamento de cultura nacional: brasileiros versus europeus latinos e anglosaxões. In: ENCONTRO ANUAL DA ASSOCIAÇÃO DOS PROGRAMAS DE PÓS-GRADUAÇÃO EM ADMINISTRAÇÃO, 25., 2001, Campinas. *Anais...* São Paulo: ANPAD, 2001.

VILHENA, J. B. *Ajudando a área de RH a fazer marketing*. [S.l.]: MVC, [20--?].

VILLAROUCO, V. O que é um ambiente ergonomicamente adequado? In: ENCONTRO NACIONAL DE TECNOLOGIA DO AMBIENTE CONSTRUÍDO, 10., 2004, São Paulo. *Anais...* São Paulo: ANTAC, 2004.

WORLD HEALTH ORGANIZATION. *Energy and protein requirements*. Geneva, Switzerland: World Health Organization, 1985. (Report of a joint FAO/WHO/UNU joint expert consulation technical report series, 724).